Prof. Dr. Ulrich Bartmann

Joggen und Laufen für die Psyche

dgvt Verlag

Prof. Dr. Ulrich Bartmann

Joggen und Laufen für die Psyche

Ein Weg zur seelischen Ausgeglichenheit

Deutsche Gesellschaft für Verhaltenstherapie
Tübingen
2001
5., überarbeitete und erweiterte Auflage 2009

Anschrift des Autors:

Prof. Dr. Ulrich Bartmann
Fachhochschule Würzburg-Schweinfurt
Münzstraße 12
97070 Würzburg

E-Mail: bartmann@lauftherapie-experten.de

Für Verena, Rebecca und Samuel

Bibliografische Information Der Deutschen Bibliothek
Die Deutsche Bibliothek verzeichnet diese Publikation in der Deutschen Nationalbibliografie; detaillierte bibliografische Daten sind im Internet über http://dnb.ddb.de abrufbar.

5., überarbeitete und erweiterte Auflage 2009

Hechinger Straße 203
72072 Tübingen

E-Mail: dgvt-Verlag@dgvt.de
Internet: dgvt-Verlag.de

Titelfoto: „Läufer" von Markus Niethammer, Fotografie, Reutlingen
Umschlaggestaltung: HAVANA-bureau, Matthias Künstner, Reutlingen
Layout & Satz: Die Kavallerie GmbH, Tübingen
Belichtung: KOPP – desktopmedia, Nufringen
Druck: Druckerei Deile GmbH, Tübingen
Bindung: Nädele Verlags- und Industriebuchbinderei, Nehren

ISBN 978-3-87159-095-5

Inhaltsverzeichnis

Vorwort zur 5. Auflage

Dass nach Erscheinen der 4., überarbeiteten Auflage eine weitere Überarbeitung und Ergänzung notwendig geworden ist, beruht darauf, dass ich, angeregt von zahlreichen Zuschriften, einige Inhalte deutlich erweitert habe.

Außerdem liegen im deutschsprachigen Raum zwischenzeitlich auch neue Studien vor, die in den Text Eingang finden mussten.

Ganz neu hinzugekommen ist das Kapitel 9.7 zum Thema Marathon.

Geblieben ist die seit der ersten Auflage bestehende Leitidee: Gesundheitsbewusstes *Genuss*laufen zu fördern.

Kürnach, im Mai 2009 *Ulrich Bartmann*

Vorwort zur 4. Auflage

Nach drei unveränderten Auflagen innerhalb von vier Jahren war nun eine Überarbeitung, Ergänzung und Aktualisierung dieses Buches erforderlich. Doch hat sich dabei die Grundstruktur nicht verändert und es stehen noch immer zwei Ziele im Vordergrund: Zum einen möchte ich die Läuferinnen und Läufer über die umfassenden positiven psychischen Effekte des Joggens wissenschaftlich und allgemeinverständlich informieren und zum anderen (noch) Nichtläufer für den langsamen Dauerlauf motivieren.

Etwas verändert hat sich das Literaturverzeichnis: Bei allen Autorinnen und Autoren habe ich den ersten Vornamen ausgeschrieben, damit die Leserin oder der Leser sehen kann, ob die Quelle von einer Frau oder einem Mann stammt. In den Fällen, in denen nur die Abkürzung steht, standen auch im Original (bei einigen wenigen Fachzeitschriften) die Vornamen nur in der abgekürzten Form.

An dieser Stelle möchte ich auch nicht versäumen, für die zahlreichen Leserzuschriften zu danken. Manche Anregung habe ich versucht bei der Überarbeitung zu berücksichtigen. Faszinierend waren für mich die überwältigende Zustimmung zu dem Buch sowie die Dankbarkeit, in mir einen fachlich kompetenten Fürsprecher für das *langsame* Laufen gefunden zu haben.

Den vereinzelten Zuschriften ehrgeiziger Läufer, die sich wegen meiner Fürsprache des *langsamen* Laufens abgelehnt fühlen, noch folgende Präzisierung: Wer den Wunsch hat (und dies auch ohne höheres Verletzungsrisiko realisiert), Wettkämpfe zu laufen, den will ich nicht davon abbringen. Das gilt auch für diejenigen, die unbedingt einen Marathon laufen möchten. Ich will hier niemandem die Freude an einem solchen Erfolg nehmen. Dies ändert aber nichts an der Tatsache, dass ein Marathon zwar als „Sieg über sich selbst" erlebt werden kann – aber trotzdem *nicht* gesundheitsförderlich ist.

Ich wünsche mir, dass Läuferinnen und Läufer zu mehr Gesundheit und vor allem psychischem Wohlbefinden gelangen – und darauf zielen meine Ratschläge ab.

Kürnach, im Mai 2005 *Ulrich Bartmann*

1 Richtigstellung

„Du läufst doch nur mit den Patienten, weil du selbst laufen willst", lautete ein gängiges Vorurteil meiner Kolleginnen und Kollegen, als ich während meiner Tätigkeit in einer psychiatrischen Klinik das therapeutische Joggen einführte. Erst nachdem viele Mitglieder des therapeutischen Teams eigene Erfahrungen mit dem langsamen Dauerlauf machten, dämmerte die Erkenntnis, dass Laufen bei vielfältigen, höchst unterschiedlichen Problemen hilft und es keineswegs leicht ist, Psychiatriepatienten zum Joggen zu motivieren und mit ihnen ganz behutsam das Laufen zu trainieren.

Andere – Menschen ohne Lauferfahrung – hingegen meinten, dass ich schon immer ein „Marathon-Freak" gewesen sei und nun mein Hobby als (Pseudo-)Therapie hochstilisierte. Was dabei vergessen wird ist, dass ein Marathonlauf nichts mit therapeutischen Zielsetzungen zu tun hat.

Laufunerfahrene Menschen schrecken Begriffe wie Marathon eher ab als sie dazu zu bewegen, sich auf das Erlebnis Laufen und Joggen einzulassen (hierauf komme ich in Kap. 9.6 zurück). Es geht mir aber gerade darum, die Menschen, die sich läuferisch nichts zutrauen, für diese effektive Methode körperlicher wie seelischer Gesundheit zu motivieren. Diesen Menschen präsentiere ich mich gern als Modell, das sich von einem Lauf-Saulus zu einem Lauf-Paulus gewandelt hat.

Laufen gehörte während meiner Schulzeit zu den Betätigungen im Sportunterricht, die für mich ausgesprochen aversiv waren. Bei dem typischen schulischen 1000-Meter-Lauf hatte ich keine Chance irgendwelche Pluspunkte zu gewinnen. Wenn die Klasse losrannte, fiel ich schon nach wenigen Metern mit den berüchtigten Seitenstichen zurück. Da ich keinen Sinn in diesem auf Leistung statt auf Wohlbefinden ausgerichteten Lauf sah, bin ich dann – zum heftigen Ärger meines damaligen Sportlehrers – ca. 80 % der Strecke gegangen!

Meine Entwicklung zum Läufer erfolgte, als ich – selbst bereits Mitte 30 – in einer Fachzeitschrift einen Artikel des Inhalts las, dass mithilfe des langsamen Dauerlaufs Ängste von Alkoholkranken objektiv nachweisbar abgebaut worden seien (Weber, 1984a). Meine Reaktion war die eines typischen Nichtläufers – die Ergebnisse kamen mir kaum glaubhaft vor. Als Verhaltenstherapeut hatte ich bereits ausgiebige Erfahrungen in der Therapie von Angstzuständen, und Laufen gehörte nicht zu den mir bekannten Methoden. Erst das systematische Durchforsten der diesbezüglichen wissenschaftlichen Literatur überzeugte mich. „Heimlich" machte ich im Urlaub meine ersten Lauferfahrungen ohne Leistungsdruck und wurde zum begeisterten Läufer.

Ich hätte vor 1984 nie geglaubt, dass ich einmal in der Lage sein würde, zwei Stunden ununterbrochen zu laufen. Und wenn mir damals jemand prophezeit hätte, dass ich auch noch bei Regen, Kälte und Schnee laufen würde – ich hätte denjenigen für krank erklärt. Heute jogge ich nach wie vor regelmäßig, ohne Leistungsehrgeiz, allein für meine körperlich-seelische Ausgeglichenheit. Seitdem ich laufe, geht es mir gesundheitlich um Klassen besser als zu meiner „Nichtläuferzeit". Ein hervorragendes körperliches Wohlbefinden und eine hohe psychische Belastbarkeit sind der Lohn für den beim Laufen vergossenen Schweiß.

Die entscheidenden Punkte für meine Wandlung waren:

- Das wissenschaftliche Studium der therapeutischen Möglichkeiten des Laufens.
- Ein Lauflernprogramm ohne Leistungsdruck.
- Das persönliche Erleben der Verbesserung des körperlich-seelischen Wohlbefindens.
- Meine Erfahrungen als psychologischer Psychotherapeut mit dem Einsatz des Joggens bei meinen Patienten und Patientinnen im Rahmen einer Gesamttherapie.

Mit meinem Buch will ich gerade die Leser, die sich keinen Dauerlauf zutrauen, motivieren, selbst etwas für ihr psychisches Wohlbefinden zu tun – und zu laufen. Zu diesem Motivationsaufbau gehört zu erfahren, wie nach dem derzeitigen wissenschaftlichen Stand Laufen und Joggen zur Behandlung und Vorbeugung psychischer Probleme eingesetzt werden können. Dies geschieht – mit einem kurzen Abriss über die positiven körperlichen Effekte – im ersten Teil des Buches.

Es folgt die Erläuterung, wie diese Veränderungen durch das Laufen zustande kommen, einschließlich einer kritischen Betrachtung des inflationär gebrauchten Begriffs „Therapie".

Schließlich möchte ich den Leserinnen und Lesern ausführlich zeigen, wie sie, sei es allein oder in der Gruppe, das Joggen erlernen können.

2 Zentrales zuerst

Bevor wir uns im Einzelnen mit den psychischen Wirkungen des langsamen Dauerlaufs beschäftigen, scheinen mir zwei Aspekte erläuterungsbedürftig. Zum einen geht es um die Frage, ob wir nun laufen oder joggen. Zum anderen soll mit dem Märchen aufgeräumt werden, es handele sich beim Laufen um einen kurzlebigen Modetrend.

2.1 Laufen oder Joggen?

Ich kenne nicht wenige Läuferinnen und Läufer, die sich heftig dagegen wehren würden, als „Jogger" oder „Joggerin" bezeichnet zu werden. Sie betrachten sich ausdrücklich als „Langstreckenläufer/Langstreckenläuferin", durchaus mit einem abwertenden Unterton gegenüber denen, die *nur(!)* joggen. Gibt es da überhaupt einen Unterschied?

Selbstverständlich sind Jogger auch Langstreckenläufer, aber sie laufen genussvoll – es sind Genussläuferinnen und -läufer (neudeutsch auch „Wellnessläufer"). Nicht der Leistungsehrgeiz stellt die Laufmotivation her, sondern ein gesunder Egoismus, sich etwas Gutes zu tun, nämlich psychisches und körperliches Wohlbefinden herbeizuführen. Das heißt nicht, dass Jogger nicht auch lange Strecken bis hin zur Marathondistanz laufen können – nur geht es nicht um sogenannte „Bestzeiten".

Diejenigen, die so sehr darauf achten „mehr" zu sein als die Jogger, rutschen leicht in ein fatales Leistungsdenken, vorzufinden bei denen, die von einem Laufwett*kampf* zum nächsten rennen. Bei diesen Läuferinnen und Läufern habe ich erlebt, wie sie den Spaß am Lauf überhaupt nicht mehr sehen, sondern nur noch verbissen um Plätze, Positionen und Zeiten kämpfen. Die typische Standardfrage lautet so an jeder Laufstrecke: „Wie viel läufst du?" Demgegenüber steht meine Frage: „Wie fühlst du dich?"

Soll Laufen zu psychischer Gesundheit und Ausgeglichenheit führen – und das ist das Thema meines Buches –, dann wird dies in der Regel nicht über das wettkampforientierte Laufen erreicht. Deswegen bevorzuge ich den Begriff *Joggen* statt *Langstreckenlauf* und bezeichne mich selbst gern als „Jogger".

Die Entstehung des Begriffs „Joggen" ist nicht ganz klar. Vermutlich handelt es sich um eine Wortkonstruktion aus den englischen Worten jump (= springen) und go (= gehen). Tatsächlich meint Joggen ein langsames Laufen, vom Tempo her dem schnellen Gehen vergleichbar. Das ist die Form des Laufens, die ich, frei vom Leistungsdruck, propagiere.

Joggen ist zugleich *aerobes* Laufen. Das heißt, dass die Energie für den Muskel aus Muskelzucker und -fetten unter Verbrauch von Sauerstoff, der über die Atmung zur Verfügung gestellt wird, entsteht. Laufen wir schneller, als wir für diese Form der Energiegewinnung Sauerstoff aufnehmen können, kommen wir in den Bereich des *anaeroben* (anaerob = ohne Luftsauerstoff) Laufens. Kurzstreckensprinter laufen immer anaerob. Die Muskeln setzen dann durch chemische Prozesse Energie frei. Typisch für das anaerobe Laufen, das nur zeitlich sehr begrenzt möglich ist, ist das anschließende „Hecheln". Dem Läufer fehlt Sauerstoff und man spricht von einer „Sauerstoffschuld".

Wir interessieren uns für den aeroben Lauf, bei dem wir nie ins Hecheln kommen, wie eben beim Joggen. *Unser Tempo ist dann in Ordnung, wenn wir uns noch während des Laufens unterhalten können.* Dieses Joggen schließt nicht aus, dass wir bei regelmäßigem Training feststellen, dass wir – ohne Leistungsgedanken – mit der Zeit etwas zügiger laufen können und möchten, ohne dass der Spaß darunter leidet. Wir bleiben auch dann beim aeroben Lauf.

Eine gelegentliche Teilnahme an Volksläufen, die in der Regel eine schöne Volksfestatmosphäre haben, steht nicht im Widerspruch dazu – vorausgesetzt man ist innerlich stabil genug, sich nicht von dem *Kampf*charakter des Wettkampfs anstecken zu lassen. Nicht ohne Grund beklagte sich in einer bekannten Laufzeitschrift ein Volkslaufteilnehmer darüber, dass verschiedene Veranstalter die „langsamen" Läufer gar nicht erst abwarten, sondern schon vorher das Ziel abbauen (vgl. Kap. 9.6). Von solchen Laufveranstaltungen sollte sich jeder, der für seine Gesundheit joggt, fernhalten.

2.2 Joggen – (k)ein Modesport

Joggen ist nach wie vor ein aktueller Sport, der zwar in den letzten vierzig Jahren eine explosive Verbreitung erfahren hat, aber dennoch keineswegs ein kurzlebiger Modetrend ist. Vielmehr hat das Laufen eine lange Tradition. 1907 rief Carl Diem den ersten Lauftreff ins Leben, vierzig Jahre später propagierte van Aaken in Waldniel den Dauerlauf als wichtige therapeutische und präventive Methode der Alternativmedizin. Van Aaken (1984a) war der führende Befürworter des langsamen Dauerlaufs in Deutschland. Er entwickelte als Lauflernmethode das „Traben" mit Gehpausen.

1974 kam der offizielle Begriff „Lauftreff" auf, nachdem Enzio Busche 1974 einen solchen Treff in Dortmund gegründet hatte. Gab es im Herbst 1975 schon 500 Lauftreffs in der BRD, so waren es 1983 bereits über 1900. Inzwischen gibt es in Deutschland innerhalb des Deutschen Leichathletik-Verbandes (DLV) 3500 Lauftreffs und etliche ungezählte Lauftreffs außerhalb des DLV (DLV, 2009).

In den USA ging man 1974 von zwei Millionen Joggern aus. 1984 waren es bereits 13,6 Millionen Männer und sogar 14,6 Millionen Frauen, die den langsamen Dauerlauf praktizierten. In Deutschland nennt der DLV (2009) mit Verweis auf die Daten der Gesellschaft für Konsumforschung die Zahl von 17 Millionen Läufern und Läuferinnen, 6,5 Millionen Walkern und 2 Millionen Nordic Walkern. Es zeigt sich nicht nur eine enorme Zunahme der Jogging-Bewegung, sondern auch, dass diese gesunde Form des Laufens nicht auf ein Geschlecht begrenzt ist. Sowohl Männer als auch Frauen haben sich in überzeugender Weise diesem Breitensport zugewandt. Dies ist ein Zeichen für die zunehmende Einsicht, dass derjenige, der seine Gesundheit erhalten möchte, aktiv etwas dafür tun muss.

Laufen ist aber keineswegs eine Entdeckung der Neuzeit, sondern hat eine lange Tradition, zum Beispiel in rituellen Läufen. So pflegten schon die Pharaonen den Langlauf, mit dem einerseits der Gottheit ein Opfer gebracht werden sollte, andererseits der Herrscher seine Dienstbereitschaft und Dienstfähigkeit dem Volk zu beweisen hatte. Versagte er, musste er sein Amt abgeben. 720 v. Chr. wurde der Langstreckenlauf bei der 15. Olympiade eingeführt. Dabei sollten wir beachten, dass ursprünglich die Olympiade selbst einen kultischen Hintergrund hatte.

Kultische Läufe finden sich praktisch bei allen Völkern, und wir können sie heute noch bei einigen Indianerstämmen in Südamerika beobachten. Auch den Germanen war der Lauf unter rituellen Aspekten vertraut, und schon im Nibelungenlied wird von der ausgezeichneten Laufleistung Siegfrieds berichtet.

Joggen ist also alles andere als eine neuzeitliche Modeerscheinung. Es ist die dem Menschen ureigenste Bewegungsform, die im Grunde nur durch die Lebens- und Arbeitsgewohnheiten in der modernen Industriegesellschaft verdrängt wurde. Heute entdeckt der Mensch seine etwas in Vergessenheit geratene Fähigkeit zu laufen wieder.

Gelegentlich hört man Stimmen, dass Laufen würde derzeit durch das zügige Gehen – dem sogenannten Power-Walking – oder das zügige Gehen mithilfe von Stöcken (analog dem Skilanglauf) – dem sogenannten Nordic Walking – abgelöst. Davon kann aber keine Rede sein, auch wenn besonders das Nordic Walking massiv propagiert wird. Achilles (2007) meint hierzu lästernd: „Über acht Millionen Deutsche bewegen sich im Schneckentempo durch die Grünanlagen, ziehen Skistöcke hinter sich her und glauben fest daran, dass sie Sport treiben" (S. 11). Laut Achilles entwickelte die Idee der finnische Sportstudent Marko Kantaneva in seiner Diplomarbeit Mitte der Neunzigerjahre. Bald darauf lernte er Taisto Manninen, den Leiter der Produktionsabteilung der finnischen Skistockfirma Exel kennen. Dieser bat den Sportstudenten, Standardlängen für die Stöcke zu entwickeln.

Daraufhin lancierte die Firma Exel einen geschickt angelegtenen Werbefeldzug, um neue Absatzmöglichkeiten für ihre Skilanglaufstöcke zu schaffen – nun umbenannt in „Nordic Walking Stöcke". Exel finanzierte auch die Gründung eines Deutschen Nordic Walking Verbandes (Klawitter, 2006). Wer Nordic Walker beobachtet, sieht meistens, dass die betreffenden Personen hilflos mit den Stöcken vor sich her staksen – selbst wenn sie einen der unzähligen Nordic-Walking-Kurse besucht haben. Es gibt auch Laufveranstaltungen, bei denen zwar zügige Geher (Walker) als Teilnehmergruppe erwünscht, Stöcke aber verboten sind, weil die Verletzungsgefahr zu groß ist.

Bissig bemerken Krämer und Kaehlbrandt: „Was so ein Anglizismus nicht alles bewirkt! Kann man Gehen am Stock als modische Sportart verkaufen? Nein. ‚Ich gehe am Stock' bedeutet ja, dass es einem besonders schlecht geht. Aber mit einem Namen aus einer Sprache, welche die meisten Nordic Walker nicht verstehen, lässt sich hierzulande selbst das Sitzen im stillen Örtchen (oval sitting) noch als Abenteuer vermarkten" (2007, S. 155).

Nordic Walking hat gegenüber dem sogenannten Power-Walking lediglich den Vorteil, dass man nach außen hin demonstriert: „Ich betreibe Sport." Was Achilles zu der Bemerkung verleitet: „Wichtiger als jede Leistung ist die furchterregende Ausrüstung, von den Stöcken bis zum Trinkfassgurt" (2007, S. 14).

Grundsätzlich ist es aber für mich keine Frage, dass ein Mensch, der aus irgendwelchen Gründen nicht joggen kann oder will, aber zum Walking (egal ob nun mit oder ohne Stöcke) bereit ist, sich gesundheitlich vernünftiger verhält als der absolute Nichtsportler. Allerdings gibt es derzeit zum Walking praktisch keine fundierten wissenschaftlichen Belege für eventuelle positive psychische Auswirkungen, wie sie beim Joggen im großen Umfang nachgewiesen sind. Zwar wird diesbezüglich viel behauptet, aber es fehlen empirische, also erfahrungswissenschaftlich gesicherte Belege. Zudem sollte ein Nordic Walker bedenken, dass er, wenn er mit Stöcken läuft, seinen Gleichgewichtssinn nicht trainiert.

3 Ausgewählte körperliche Auswirkungen des Joggens

Körperliche und psychische Prozesse stehen in vielfältigen Wechselwirkungen. Fühlen wir uns körperlich wohl, geht es uns in der Regel auch psychisch gut. Umgekehrt hat auch unsere psychische Befindlichkeit erhebliche körperliche Auswirkungen. Daher möchte ich – wenngleich es in diesem Buch vorrangig um die psychischen Wirkungen des Laufens geht – auf einige Punkte der somatischen (= körperlichen) Effekte eingehen. Die somatischen Effekte werden vom Laufanfänger häufig eher und direkter erlebt. Zudem stellen sie teilweise die Basis für die psychischen Veränderungen dar.

3.1 Das Herz läuft mit

Kennen Sie die berühmten drei „L"? Sie stehen für die unter Joggern beliebte Abkürzung: *L*angläufer *l*eben *l*änger. Ist das nun eine Tatsache oder nur ein frommer Wunsch? Eine der umfangreichsten diesbezüglichen Untersuchungen ist die von Paffenbarger et al. (1986) an der Harvard-Universität durchgeführte Studie. Sie belegt:

> Menschen, die regelmäßig beim Sport, z. B. beim Joggen, 2000 oder mehr Kilokalorien pro Woche verbrauchen, leben wesentlich länger als vergleichbare „Nichtsportler".

In dieser Studie wurden rund 17000 frühere Absolventen der Harvard-Universität über einen Zeitraum von 16 Jahren beobachtet. Damit keine Irrtümer entstehen: Es ging bei dieser großen Untersuchung nicht allein um das Laufen, sondern um sportliche Betätigung allgemein. Damit soll auch gleich gesagt werden, dass es natürlich auch andere sportliche Tätigkeiten außer dem Joggen gibt, die die Gesundheit fördern. Gewissermaßen ist das Ergebnis die Widerlegung des bei Sportmuffeln so beliebten Satzes: „Sport ist Mord."

Nun erscheinen 2000 Kilokalorien auf den ersten Blick nicht sehr viel. Betrachten wir aber die in Tabelle 1 angegebenen Kalorienverbräuche verschiedener sportlicher Aktivitäten, so wird deutlich, dass eine solche Verbrauchsmenge durchaus beachtliche sportliche Betätigung voraussetzt.

Wie lässt sich das Ergebnis der Harvard-Untersuchung erklären? Eine der zentralen Hypothesen bezieht sich auf die Problematik der „Bewegungsmangelerkrankungen" oder „hypokinetic diseases". Damit ist gemeint, dass viele der sogenannten „Zivilisationskrankheiten" darauf beruhen, dass uns für das Funktionieren unseres Organismus die notwendige Bewegung fehlt. Das führt zu Kreislauferkrankungen, Übergewicht und Sauerstoffmangel.

Greifen wir einmal die Herz-Kreislauf-Erkrankungen auf: Sie machen fast die Hälfte aller Todesursachen aus, die bösartigen Tumore, also Krebs, hingegen nur 20 % (van Aaken, 1984a). Psychischer Stress, gekoppelt mit Übergewicht und einem entsprechenden Zigarettenverbrauch, schafft dem bewegungsarmen Menschen die idealen Bedingungen für einen Herzinfarkt – es sei denn, er fängt an zu joggen.

Beim Joggen muss das Herz in zeitlich überschaubaren Trainingseinheiten höhere Leistungen erbringen. Das Laufen stellt eine Summe von Bewegungsreizen dar, die direkt anschließend eine Phase erniedrigter Leistungsfähigkeit nach sich ziehen. Danach baut sich nach dem allgemeinen Prinzip der Homöostase (also der Fähigkeit des Körpers, ein inneres Gleichgewicht zu schaffen) die Leistungsfähigkeit – *über das Ausgangsniveau hinaus* – wieder auf (= Trainingswirkung).

Konkret bedeutet dies, dass wir durch regelmäßiges Joggen unseren Ruhepuls beispielsweise von 80 auf 60 Schläge pro Minute reduzieren können. Das sind 20 Schläge pro Minute weniger, in einer Stunde also 1200 Schläge weniger. In einer einzigen Nacht ersparen wir so durch unser Training dem Herz 9600 Schläge. Wer Lust hat, kann ja mal ausrechnen, wie viel das in einem Jahr ausmacht (die Zahl ist siebenstellig)!

Aber nicht nur unser Ruhepuls verbessert sich. Durch das Lauftraining wird unser Herz stärker und kann pro Schlag mehr Blut durch den Körper pumpen. Steigt

Tabelle 1: *Kalorienverbrauch pro 30 Minuten Betätigung*

Sportart	kcal.
Radfahren 10 km/h	70
Gehen 5 km/h	95
Gymnastik	150
Wiener Walzer	170
Radfahren 20 km/h	235
Dauerlauf 9 km/h	300
Brustschwimmen 50 m/Min.	340
Dauerlauf 15 km/h	385

Die Tabelle gibt nach Kurz (1984) den Kalorienverbrauch nach Sportart wieder, wobei der Grundumsatz (d. h. der Kalorienverbrauch ohne Betätigung in der gleichen Zeit) abgezogen wurde.

ein Jogger mit einem untrainierten Bekannten z. B. in den fünften Stock eines Gebäudes, so hat der Untrainierte anschließend einen Puls von vielleicht 160, während der Jogger nur auf 120 kommt (Hirzel, 1986). Die durch das Training bewirkte, relativ kurzfristige Mehrleistung des Herzens erspart dieser einzigartigen Hochleistungspumpe langfristig enorm viel Arbeit. Damit wird deutlich, dass wir durch ein Training unserem Herzen langfristig nicht mehr, sondern weniger Leistung abverlangen.

Selbst bei Fällen von Angina pectoris, also Herzkranzgefäßerkrankungen, gibt es überzeugende Beispiele für die therapeutische Wirkung des Joggens. So berichtet schon van Aaken (1984a):

> Ein 38jähriger Mann erlitt seinen zweiten Herzinfarkt. Man verbot ihm jegliche Berufsarbeit, und nach einem halben Jahr durfte er nur spazieren gehen. Er kam zum Training des Verfassers und lernte es, in etwa 3 Monaten Sportabzeichenleistungen über 3000 und 5000 m zu erreichen. Nach 7 Monaten war er der erste Mensch, der nach 2 mittelschweren Herzinfarkten die Marathonstrecke lief, und zwar in guten 3:44 Stunden. (S. 61)

Um gleich eventuellen Irrtümern vorzubeugen: So deutlich mit diesem Zitat auch die segensreiche Wirkung des langsamen Dauerlaufs wird, ein Marathonlauf ist – wie wir später noch sehen werden – aus guten Gründen nicht das Ziel, zu dem ich den Leser führen möchte.

Im Zusammenhang mit dem Herz-Kreislauf-System sollten wir auch an die Blutfette denken. Viele Menschen haben erhöhte Werte, die durch das Laufen häufig in den Normalbereich zurückkehren. Erhöhte Blutfette gelten u. a. als wichtige Risikofaktoren für die Entstehung der Arteriosklerose, also der Verkalkung der Blutgefäße. Das LDL-Cholesterin, das u. a. für diese Verkalkung verantwortlich gemacht wird, nimmt durch das Laufen ab, und das HDL-Cholesterin, dem eine Schutzwirkung zugeschrieben wird, nimmt zu. Das Verhältnis von LDL- zu HDL-Cholesterin ist somit wichtiger als der einfache Gesamtcholesteringehalt. Ausdauertrainierte werden darüber hinaus auch mit stärkeren Fettzufuhren besser fertig – für unsere Ernährung ein wichtiger Sachverhalt.

3.2 Wir verschaffen uns Luft

Die Bedeutung des durch die Lunge stattfindenden Sauerstoffaustausches ist nicht zuletzt durch die zunehmende Luftverschmutzung und unsere schleichende Vergiftung durch Abgase von Autos und Fabriken ins öffentliche Bewusstsein gedrungen. Im Ruhezustand nimmt unser Körper pro Minute ¼ Liter Sauerstoff auf. Beim Spazierengehen ist es schon ½ Liter. Beim langsamen Dauerlauf schnellt die Aufnahme auf zwei Liter pro Minute hoch. Diese Sauerstoffmenge ist in 45 Litern Atemluft enthalten, die durch die Lunge geschleust wird. Es wird empfohlen, diese Sauerstoffmenge täglich 20 Minuten lang aufzunehmen, um gesund zu bleiben.

Normalerweise nutzen wir das Fassungsvermögen unserer Lunge nur zu 75 %. Die Menge an Luft, die wir in einem Atemzug ausatmen können, wird als „Vitalkapazität" bezeichnet und kann durch ein Ausdauertraining systematisch erhöht werden. Beim Atmen besteht immer ein ungenutztes „Restvolumen", das nicht ausgeatmet werden kann. Die Größe dieses Restvolumens hängt wiederum von unserem Trainingszustand ab.

In einer meiner Untersuchungen konnte ich bei einer Anfängerlaufgruppe mit 19 Krankenpflegeschülern und -schülerinnen innerhalb eines zwölfwöchigen Laufprogramms eine hochsignifikante (= statistisch gegen Zufallseinflüsse abgesicherte) Zunahme der Vitalkapazität nachweisen (Bartmann, 1989a). Bei der gleichaltrigen und gleich großen Kontrollgruppe gab es hingegen keine signifikanten Veränderungen. Da ich in diesem Buch mehrfach auf die Studie eingehen werde, hier einige Details:

Die Stichprobe bestand aus neun Krankenpflegeschülerinnen und zehn Krankenpflegeschülern, die an einem zwölfwöchigen Laufkurs teilnahmen. Gelaufen wurde zweimal pro Woche mit einer ganz allmählichen Steigerung der Laufzeiten. Ein solches Übungsprogramm wird im praktischen Teil (vgl. Kap. 9) dargestellt. Eine gleich große Gruppe von Krankenpflegeschülern und -schülerinnen vergleichbaren Alters (man sagt dazu: nach Alter und Geschlecht parallelisiert) bildete die Kontrollgruppe. Da auch diese Versuchsteilnehmer laufen wollten, erhielten sie als Belohnung nach dem Versuch „ihren" Laufkurs.

Das Hämoglobin, das den Sauerstoff in der Lunge aufnimmt und in den Blutkreislauf bringt, stellt einen weiteren wichtigen Faktor für den Sauerstoffaustausch dar. Durch ein Ausdauertraining wie Joggen werden mehr Hämoglobin, mehr rote Blutkörperchen – in denen das Hämoglobin ist –, mehr Blutplasma und infolgedessen eine größere Gesamtmenge Blut erzeugt. Ein Mann von durchschnittlicher Größe kann so sein Blutvolumen und damit seine Kapazität für den Sauerstofftransport durch Bewegungstraining um bis zu 25 % vermehren.

3.3 Laufend Körpergewicht verlieren

Wir hatten schon angesprochen, dass mit dem Joggen das aerobe Laufen gemeint ist. Das heißt, der Jogger ist in der Lage, den Muskeln den zur Verbrennung notwendigen Sauerstoff über die Atmung zuzuführen. Für eine Verbesserung der Sauerstoffaufnahme benötigen wir diesen aeroben Lauf. Zwischen Körpergewichtsregulation und der Sauerstoffaufnahme gibt es einen wichtigen Zusammenhang. Wie wir in Tabelle 1 gesehen haben, ist der reine Kalorienverbrauch beim Laufen recht gering. Im Schnitt sind es pro 10 Minuten Laufen nur 100 Kilokalorien. Dabei ist allerdings nicht berücksichtigt, dass es eine Art „Nachbrenneffekt" gibt, das heißt, dass auch *nach Beendigung* der Kilokalorienverbrauch bis zu drei Stunden auf dem hohen Niveau bleibt wie während der sportlichen Aktivität. Um nun Körperfett durch Bewegung zu verbrennen, besteht ein großer Sauerstoffbedarf. 2000 Liter Sauerstoff sind erforderlich, um ein Kilogramm Fett zu verbrennen. Wir schaffen also durch die erhöhte Sauerstoffaufnahme beim Joggen eine wichtige Bedingung zur Verbrennung von Körperfett.

Die Fettverarbeitung wird durch das Laufen zudem schon bei der Fettaufnahme optimiert. So verweist schon Cooper (1970) auf ein Experiment, bei dem die besttrainiertesten Versuchspersonen nur vier Stunden brauchten, um das Fett von 0,71 Liter verspeister Sahne aus dem Blutstrom auszuscheiden. Die Versuchspersonen mit der schlechtesten Kondition benötigten rund zehn Stunden. Jogger verkraften es also besser, wenn sie mal – wie man so gern sagt – beim Essen „sündigen".

Beim aeroben Lauf verbrauchen wir schwerpunktmäßig zunächst Glykogen, ein in den Muskeln abgelagerter Zuckerstoff. Außerdem wird zusätzlich etwas Fett verbrannt. Ungefähr 30 Minuten später wird Fett zur primären Energiequelle. Fett wiederum kann nur, wie schon oben gesagt, in Verbindung mit Sauerstoff verbrannt werden. Das ist nur beim aeroben Laufen möglich. Man weiß, dass sich durch das Laufen „fettverbrennende Muskeln" entwickeln, die noch Stunden nach der Bewegung – selbst beim Sitzen oder Schlafen – Fett verbrennen (Galloway, 1986). Hieraus resultiert das sogenannte „Nachschwitzen" nach einem Lauf, das viele Jogger kennen.

Schließlich gehört ein regelmäßiger Stuhlgang zur normalen Körpergewichtsregulation. Dass viele Menschen den problematischen Weg wählen, über Abführmittel auf den Stuhlgang Einfluss zu nehmen, um so das Körpergewicht zu senken, ist bekannt. Wer läuft, benötigt keine Abführmittel, die nur die Darmflora zerstören. Es mag nicht besonders ästhetisch klingen, aber wer läuft, erlebt: Körperliches Training und regelmäßiger Stuhlgang sind eng miteinander verbunden.

Somit ist es nicht verwunderlich, dass viele Laufanfänger und Laufanfängerinnen feststellen, dass sie, ohne dies unbedingt geplant zu haben und ohne irgendwelche Hungerkuren, überflüssige Pfunde verlieren. Durch regelmäßiges Joggen wird nach und nach Fettgewebe abgebaut und so das Gewicht reduziert. Beim weiteren Lauftraining baut sich dann Muskelgewebe auf. Da dies schwerer ist als Fettgewebe, kann das Gewicht wieder leicht zunehmen. Wir dürfen in dem Zusammenhang also nicht das reine Körper*gewicht* sehen, sondern die Körper*fülle*. Selbst wenn das Körpergewicht zunimmt, nimmt die Körperfülle – messbar mit der Wasserverdrängung in der Badewanne – ab, das heißt, früher etwas eng sitzende Kleidungsstücke passen trotz gestiegenem Körpergewicht.

Wer allerdings mit dem Laufen beginnt *um abzunehmen*, weil er oder sie deutlich übergewichtig ist, dem ist zugleich eine Nahrungsumstellung mit Unterstützung einer Ernährungsberaterin zu empfehlen.

3.4 Was sonst noch so im Körper läuft

Wir wollen die Thematik der positiven körperlichen Effekte des Laufens nicht zu sehr ausweiten. Deswegen nur noch ein paar Hinweise.

Wie bereits gesagt wird durch ein Ausdauertraining Fettgewebe ab- und Muskelgewebe aufgebaut. Das Muskelgewebe wird zwar nicht umfangreicher, dafür aber gesünder. Spannkraft und Beweglichkeit nehmen zu, die Gewebefasern werden länger und schmaler. So bleibt stets mehr von ihrer Oberfläche im Bereich der Versorgungswege und es zeigt sich eine geringere Ermüdbarkeit.

Hier gibt es einen markanten Unterschied zum *reinen* Krafttraining ohne ein zusätzliches Ausdauertraining. Das Muskelgewebe eines reinen Bodybuilders unterscheidet sich deutlich von dem eines Ausdauersportlers. Beim reinen Bodybuilding entsteht dickes, knotiges Gewebe, wodurch die vorhandenen Blutgefäße gezwungen werden, sich weiter voneinander zu entfernen. Die Zellen werden daher nicht mehr so gut mit Sauerstoff versorgt und können sich so weniger leicht von ihren Schlacken befreien (Cooper, 1970).

Für Frauen dürften die Feststellungen von Harris (1981) und Borchers (1984) bedeutungsvoll sein, dass sich Laufen in vielen Fällen als hilfreich gegen Menstruationsbeschwerden erwiesen hat (bei extrem trainierenden Marathonläuferinnen kann die Menstruation ganz ausbleiben, vgl. Kap. 6.1). Das Immunsystem verbessert sich und damit schwindet die Anfälligkeit für Infektionskrankheiten (Hirzel, 1986). Kopfschmerzen (Soyka, 1990) und Krampfadern sowie Kreislaufbeschwerden sind bei Menschen, die regelmäßig laufen, seltener. Selbst bezüglich Krebserkrankungen werden positive Einflüsse durch das Laufen vermutet (van Aaken, 1984b). Dies hängt wahrscheinlich mit der Stärkung des Immunsystems durch ein Ausdauertraining zusammen.

Eine sorgfältige Studie von Fiegenbaum (1987) an 53 Marathonläufern, 62 Joggern und 52 Nichtläufern ergab, dass sich die beiden Läufergruppen ganz erheblich weniger durch körperliche Allgemeinbeschwerden beeinträchtigt fühlten als die Nichtläufer.

Bemerkenswert erscheint, dass Läuferinnen und Läufer ein insgesamt ausgeprägteres Gesundheitsbewusstsein haben als Nichtsportler. Daher verhalten sie sich auch eher dementsprechend, das heißt, sie gebrauchen weniger Genussgifte wie Tabak oder Alkohol, achten insgesamt mehr auf ihre Ernährung usw. Das trägt natürlich auch zur körperlichen Gesundheit bei. So ist nicht unbedingt im Detail geklärt, welcher Anteil an den berichteten körperlichen Effekten allein dem Ausdauertraining zuzuschreiben und was auf eine eventuell insgesamt gesundheitsbewusstere Lebensweise zurückzuführen ist. All diese positiven Effekte gelten grundsätzlich für alle Ausdauersportarten, also auch für Radfahren, Skilanglauf, Schwimmen u. Ä.

Ein kleiner Hinweis zu der beliebten Formulierung „Sport ist Mord" der Bewegungsmuffel: Sportlich aktive Menschen leben länger und gesünder. Natürlich kann ein Mensch auch beim nicht leistungsbezogenen Sport sterben – wie bei allen Tätigkeiten. Aber daraus, dass die meisten Menschen im Bett sterben, wird auch niemand den Schluss ableiten, dass es lebensgefährlich ist, im Bett zu liegen. Zu dem vermeintlich „mörderischen" Charakter sportlicher Aktivität gibt es eine interessante Auflistung von Vuori, Mäkäräinen und Jääskeläinen (1978, S. 295) über die prozentuale Verteilung von 955 *plötzlichen* Todesfällen in Finnland bei verschiedenen Tätigkeiten. Diese traten auf

bei Hausarbeit	9,2 %
bei Fabrikarbeit	7,2 %
beim Schwimmen	6,2 %
in der Sauna	5,1 %
auf dem WC	5,1 %
beim Angeln	2,4 %
beim Tanzen	1,0 %
beim Laufen	0,9 %

Schmunzelnd können wir somit solchen Sportmuffeln sagen: „Wer Sport als Mord verteufelt, sollte sich sehr vor einem Toilettengang hüten!"

Zusammenfassend gilt:
Joggen bewirkt eine umfassende Verbesserung der körperlichen Befindlichkeit und ist hervorragend zur Bekämpfung der sogenannten Bewegungsmangelkrankheiten geeignet.

4 Laufend die Persönlichkeit verändern

In fast allen Bereichen der Persönlichkeitspsychologie gibt es das Bemühen, Menschen nach bestimmten Eigenschaften zu sogenannten Typologien zu klassifizieren. Solche Persönlichkeitstypologien versuchen aus der Vielfalt von Eigenschaften und Merkmalen ein charakteristisches, eben typisches Bild der Persönlichkeit zu erstellen. So meinen wir auch, wenn wir im Alltag von diesem oder jenem „Typen" sprechen, die besonderen hervorstechenden Merkmale. Die Frage ist nun, haben Menschen, die regelmäßig laufen, typische, gemeinsame Merkmale? Gibt es eine solche Läuferpersönlichkeit?

Bevor wir uns mit dieser Frage beschäftigen, erscheint es sinnvoll, darauf hinzuweisen, dass Unterschiede zwischen Jogger und Joggerinnen, die um ihr körperlich-seelisches Wohlbefinden bemüht sind, und den ehrgeizigen Wettkampfläufern und -läuferinnen zu erwarten sind. Schon die höchst unterschiedliche Motivation beider Läufergruppen lässt uns, zumindest im Bereich der Persönlichkeit, Unterschiede erwarten. Gelegentlich widersprüchliche Untersuchungsbefunde zur Läuferpersönlichkeit können daher rühren, dass zwischen diesen Gruppen der „Ehrgeizläufer" (wie ich diese Läuferinnen und Läufer nenne) und der „Gesundheits- oder Genussjogger" (zu denen ich mich zähle) nicht ausreichend unterschieden wurde.

4.1 Eysencks Extraversionsmodell

Eines der bekannten Persönlichkeitsmodelle ist Eysencks Persönlichkeitsmodell der Extraversion. Dieses Merkmal können wir uns als eine Linie vorstellen, auf der einen Seite mit dem Extrempol Extraversion und auf der anderen Seite mit dem Extrempol Introversion. Was ist unter den beiden Begriffen zu verstehen? Etwas vereinfacht lassen sie sich so beschreiben:

> Der *typische Extravertierte* gilt als gesellig, liebt Gesellschaften und braucht meist jemanden, mit dem er sprechen kann. Ungern unternimmt er allein Tätigkeiten, sei es, dass er liest oder arbeitet. Vielmehr sucht er Anregungen, riskiert etwas, handelt spontan und ist eher impulsiv. Er spielt anderen gern mal einen Streich, ist nicht auf den Mund gefallen und bevorzugt die Abwechslung. Der Extravertierte tendiert zur Sorglosigkeit, Unbekümmertheit und Optimismus und liebt es, unterwegs und geschäftig zu sein. Er neigt zur Aggressivität, verliert schnell die Geduld, wird leicht ärgerlich und hält seine Gefühle nicht immer im Zaum. Zuverlässigkeit ist nicht unbedingt seine Stärke.

Dagegen ist der *typische Introvertierte* ruhig, verschlossen und nach innen gewandt. Bücher sind ihm lieber als menschliche Gesellschaft. Er ist zurückhaltend und verschwiegen, außer gegenüber vertrauten Freunden. Seine Unternehmungen plant er gern im Voraus, er ist vorsichtig und misstraut der augenblicklichen Eingebung. Auch Alltägliches nimmt er ernst, schätzt eine wohlgeordnete Lebensführung und liebt keine Aufregung. Er ist stets Herr seiner Gefühle, verliert also nicht so leicht die Geduld, und er zeigt selten so etwas wie Angriffslust. Man kann sich auf ihn verlassen. Er tendiert etwas zum Pessimismus und legt großen Wert auf ethische Grundsätze.

Diese Charakterisierungen sind natürlich idealtypisch, das heißt, in der Wirklichkeit finden sich selten alle Merkmale in der geschilderten eindeutigen Zuordnung. Abbildung 1 gibt dieses Persönlichkeitsmodell wieder. Eysenck hat sein Modell später noch erweitert, aber das ist für uns hier nicht von Bedeutung.

Wie zu sehen ist, gehört zu Eysencks Persönlichkeitsmodell noch eine zweite Dimension, nämlich die der psychischen Anfälligkeit oder Labilität (= Neurotizismus) mit den beiden Extrempolen der psychischen Stabilität auf der einen und psychischer Labilität auf der anderen Seite. Auch hier gilt, wie für die Dimension

Abbildung 1: *Eysencks Persönlichkeitsmodell*

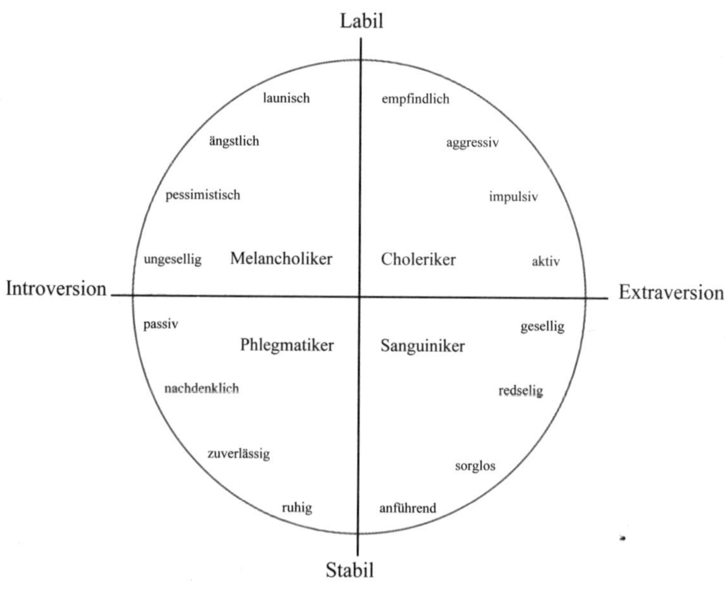

Extraversion: Eine Person kann jede beliebige Merkmalsausprägung, dargestellt durch einen Punkt auf dieser Skala, einnehmen.

Die beiden Dimensionen sind unabhängig voneinander (stehen also im rechten Winkel zueinander), und so entsteht durch sie das in der Abbildung dargestellte Koordinatensystem. Mithilfe eines Extraversions- und eines Neurotizismuswertes – gemessen mit Eysencks Test (1964) – kann somit jeder beliebigen Person ein entsprechender Platz zugewiesen werden.

Wie zu sehen ist, lassen sich in dieses Modell sogar die klassischen vier Temperamente einordnen. Danach gilt:

- Der *Melancholiker*
  (der Trübsinnige) ist psychisch labil und introvertiert.

- Der *Phlegmatiker*
  (der Schwerfällige, Ruhige) ist psychisch stabil und introvertiert.

- Der *Choleriker*
  (der Aufbrausende, Unbeherrschte) ist psychisch labil und extravertiert.

- Der *Sanguiniker*
  (der Lebens-, Genussfreudige) ist psychisch stabil und extravertiert.

Die Befunde zahlreicher Laufforscher zeigen uns, dass Joggen zu mehr Extraversion und weniger Neurotizismus (= weniger psychischer Labilität) führt. Die Untersuchung von Zentner (1982) sei beispielhaft genannt. Er teilte vierzig männliche und vierzig weibliche Angestellte in zwei Gruppen auf. Die eine Gruppe lief zehn Wochen lang an drei Tagen pro Woche für eine Stunde, die andere Gruppe (= Kontrollgruppe) lief nicht. Waren vor dem Lauftraining die Testwerte zwischen Laufgruppe und Nichtlaufgruppe gleich, so zeigte sich nach dem Lauftraining: Die Läuferinnen und Läufer hatten signifikant (also statistisch gegen Zufall gesichert) höhere Extraversionswerte und niedrigere Neurotizismuswerte.

Dieses Ergebnis bedeutet, dass, nach den in Abbildung 1 eingetragenen vier Temperamenten, Läuferinnen und Läufer sich in ihrer Persönlichkeit tendenziell zu Sanguinikern verändern. Sie werden kontaktfreudiger und psychisch stabiler.

In meiner bereits erwähnten Untersuchung (Bartmann, 1989a) zeigten die mit Tests erfassten Veränderungen in beiden Gruppen: Im Gegensatz zur Kontrollgruppe wurden die joggenden Auszubildenden extravertierter (offener, kontaktfreudiger) und zugleich weniger neurotisch, also psychisch stabiler. Außerdem gab ich den Laufteilnehmern und -teilnehmerinnen die Möglichkeit, sich wöchentlich anonym auf Karteikarten, die in eine dafür bereitgestellte Box geworfen werden konnten, zu subjektiv erlebten Veränderungen während des zwölfwöchigen Laufkurses zu äußern. Dabei zeigte sich diese Gemeinschafts- und Gruppenorientierung in folgenden Stellungnahmen:

„In der Gruppe fühle ich mich wohl."
„Die Stimmung in der Gruppe war gut."
„Die Gruppe macht es einfacher zu laufen."
„Das Laufen in der Gruppe macht großen Spaß."
„Je mehr Gespräche, desto leichter der Lauf."

Die ebenfalls nachgewiesene Abnahme bezüglich Neurotizismus schlägt sich in der gleichen Untersuchungsgruppe in typischen Formulierungen nieder wie z. B.:

„Bin weniger nervös."
„Innere Unruhe ist verschwunden."
„Bin ruhiger und gelassener."
„Ich fühle mich in unangenehmen, schwierigen Situationen stärker und bin ihnen eher gewachsen."

Zahlreiche einzelne Forschungsergebnisse bestätigen diesen Zusammenhang zwischen Laufen, Extraversion und Neurotizismus. Es gibt zwar vereinzelt Befunde, die diesen Ergebnissen widersprechen, dabei sind aber einige Besonderheiten zu beachten: Das Eysenckscbe Persönlichkeitsmodell der Extraversion ist zwar sehr verbreitet, aber nicht unumstritten. Für die Laufforschung ist dies deswegen erwähnenswert, weil es unterschiedliche Extraversionstests gibt, die nicht immer das Gleiche erfassen. Das kann zu – scheinbar – widersprüchlichen Forschungsergebnissen führen, die aber dann durch die Messinstrumente (also den entsprechenden psychologischen Tests) bedingt sein können!

Es gibt zudem Hinweise dafür, dass der Sachverhalt bei ehrgeizigen Leistungsläufern anders ist. So fand der Sportwissenschaftler Morgan (1974) an einer kleinen Untersuchungsgruppe von Marathonläufern, dass diese introvertierter seien. Dies passt zu dem Ergebnis einer Studie von Gabler und Kempf (1987) an 238 untersuchten Personen, dass systematisch trainierende Langstreckenläufer introvertierter sind als von den Autoren sogenannte „Trimm-Traber" (damit dürften die von mir favorisierten Jogger gemeint sein). Damit würde sich ein Persönlichkeitsunterschied zwischen dem ehrgeizigen Wettkampfläufer und dem Gesundheitsjogger zeigen.

> ***Zusammenfassend gilt:***
> Wer regelmäßig ohne verbissenen Ehrgeiz joggt, wird psychisch stabiler und verändert seine Persönlichkeit tendenziell zum Sanguiniker hin.

4.2 Cattells Faktorenmodell

Neben dem Extraversionskonzept von Eysenck, das wir oben kennengelernt haben, zählt Cattells Eigenschaftenmodell ebenfalls zu den bekannten Persönlichkeitstheorien. Sein Modell basiert auf 16 einzelnen Faktoren, die er mit dem 16-Persönlichkeits-Faktoren-Test, kurz 16PF, erfasst. Jeder dieser Faktoren besteht aus einer Dimension mit zwei Extrempolen, z. B. „scheu" auf der einen und „forsch" auf der anderen Seite. Auf jeder der 16 Dimensionen kann ein Mensch einen beliebigen Wert einnehmen. So ergeben dann 16 Einzelwerte das Persönlichkeitsprofil eines Menschen.

Auch mit dem 16PF-Test wurde eine Vielzahl von Studien an Läufern durchgeführt. Fassen wir die verschiedenen Ergebnisse dieser Arbeiten zusammen und berücksichtigen nur die Dimensionen des Cattellschen Persönlichkeitsmodells, wo die Befunde weitgehend übereinstimmend sind, so erhalten wir folgendes Persönlichkeitsbild des typischen Joggers (vgl. z. B. Young & Ismail, 1976; Jones & Weinhouse, 1979; Jerome & Valliant, 1983). Läuferinnen und Läufer sind

- intelligent und zuverlässig,
- emotional stabil und reif,
- ernst, aber trotzdem phantasievoll,
- selbstsicher und nicht abhängig von Gruppen sowie
- entspannt und locker.

Diese Eigenschaften – ich denke, mit denen kann man sich sehen lassen – dürfen nach den umfangreichen wissenschaftlichen Untersuchungen als die Merkmale gelten, die bei Läufern und Joggern stärker ausgeprägt sind als bei Nichtläufern.

Daneben gibt es noch einige 16PF-Dimensionen, bei denen die Befunde nicht ganz so gut abgesichert sind. Demnach sind die Läuferinnen und Läufer neben den o. g. Eigenschaften distanzierter, durchsetzungsfähiger, gefühlsbetonter, gradliniger und liberaler.

Zusammenfassend gilt:
Im Cattellschen Persönlichkeitsmodell zeigen Läuferinnen und Läufer Eigenschaften, die allgemein positiv bewertet werden.

4.3 Rotters Modell der inneren oder äußeren Kontrolle

Eine weitere Persönlichkeitstheorie, die in die Laufforschung eingegangen ist, ist Rotters Modell des „Locus of Control“ (1975). Wörtlich heißt das so viel wie „Ort der Kontrolle“. Gemeint ist damit, ob wir davon überzeugt sind, unseren Lebensweg eher selbst steuern zu können und somit auch für das Ergebnis verantwortlich zu sein (= interne, innere Kontrolle), oder ob wir uns ohne – oder fast ohne – eigene Einflussmöglichkeit von äußeren Bedingungen gesteuert sehen und erleben (= externe, äußere Kontrolle). Man spricht in dem Zusammenhang auch von Internalität und Externalität.

Eine typisch intern kontrollierte Formulierung ist das Sprichwort: „Jeder ist seines Glückes Schmied.“ Charakteristisch für einen extern kontrollierten Menschen wäre hingegen die Formulierung: „Wenn das Schicksal will, bekomme ich Lungenkrebs, ob ich nun rauche oder nicht.“ Wie bei den bisherigen Persönlichkeitsmodellen wurde auch hier mithilfe von Tests erfasst, ob nun die Jogger eher intern oder extern kontrolliert sind.

Die Fähigkeit zum langsamen Dauerlauf wird in der Regel mit einiger Mühe erworben. Es handelt sich um eine Leistung, die ausschließlich von dem Läufer selbst erbracht wurde (auf diesen wichtigen Punkt kommen wir im Zusammenhang mit den Erklärungsmodellen, vgl. Kap. 7, noch einmal zurück). Das heißt, der Läufer *weiß*, dass er für seinen Lauferfolg selbst verantwortlich ist. Von daher könnten wir erwarten, dass Joggerinnen und Jogger stärker intern kontrolliert sind als Nichtläufer.

Tatsächlich bestätigt die Untersuchung von Horne (1984) diese Erwartung. An einer Gruppe von 90 Frauen zeigte sich: Läuferinnen sind signifikant stärker intern kontrolliert als Nichtläuferinnen. Die Läuferinnen erlebten sich als fähig, auf sich und ihre Umwelt Einfluss zu nehmen, eine wichtige Erkenntnis, wie wir noch in Kapitel 6.1 sehen werden. Dabei zeigte sich kein Unterschied zwischen den viel und den mäßig laufenden Frauen.

Festzuhalten gilt wie bei anderen Persönlichkeitsmodellen: Läuferinnen und Läufer joggen nicht *wegen* dieser Eigenschaften, sondern das Joggen *verändert die Persönlichkeit* entsprechend. Wer als Nichtläufer zum Läufer und als Nichtläuferin zur Läuferin wird, verändert seine Persönlichkeit zu mehr interner Kontrolle. Ja, wir könnten etwas vereinfacht sagen, Menschen, die joggen, nehmen die Verantwortung für sich selbst stärker in die eigenen Hände. Sie erarbeiten sich durch das Laufen gewissermaßen Handlungskompetenz.

Aus pädagogischer Sicht scheint mir die Untersuchung von Duke, Johnson und Nowicki (1977) von besonderer Bedeutung zu sein. Sie fanden bei rund 100 Jungen und Mädchen im Alter von 6 bis 14 Jahren: Im Verlaufe eines achtwöchigen Sportkurses, zu dem auch der Langstreckenlauf gehörte, wurden die Kinder in ihrer Persönlichkeit stärker intern kontrolliert. Wir können damit ein solches Sportprogramm durchaus als ein Stück Anleitung zu autonomer, eigenständiger und eigenverantwortlicher Lebensbefähigung ansehen.

Zusammenfassend gilt:
Joggen führt sowohl bei Erwachsenen als auch bei Kindern zu mehr interner Kontrolle und persönlicher Unabhängigkeit.

5 Joggend zu psychischer Ausgeglichenheit

Wer regelmäßig läuft, spürt, dass es ihm durch diese sportliche Betätigung psychisch besser geht. Dabei kann er häufig nicht genau in Worte fassen, was sich im Einzelnen an seiner psychischen Verfassung verbessert hat. Diese positiven psychischen Effekte sollen in den folgenden Kapiteln einzeln besprochen und wissenschaftlich belegt werden.

5.1 Laufend zu erholsamem Schlaf

Nahezu ein Drittel unseres Lebens verschlafen wir im wahrsten Sinne des Wortes. Schlaf ist jedoch keine verlorene Zeit, sondern eine wesentliche Bedingung für unsere Gesundheit und unser Wohlbefinden. Es handelt sich um einen sogenannten „psychophysiologischen" Vorgang, das heißt, Schlafen beinhaltet körperliche und psychische Anteile. Der Erholungsvorgang während des Schlafs sichert uns die körperlich-seelische Leistungsfähigkeit im Wachzustand. Es ist also offensichtlich, dass der Schlaf für die Psyche eine große Bedeutung hat.

Wir wissen alle aus eigener Erfahrung, wie es uns geht, wenn unser Schlaf mal zu kurz kommt. Fehlt uns Schlaf – insbesondere über einen längeren Zeitraum – fehlt uns nicht nur unsere normale körperliche Leistungsfähigkeit. Vielmehr lassen auch all unsere psychischen Funktionen nach, wir werden gereizt, unkonzentriert und erleben uns selbst insgesamt als weniger belastbar. Dabei ist es zunächst unerheblich, ob wir uns aufgrund einer nachlässigen Einstellung nicht genügend Zeit zum Schlafen nehmen oder ob wir zwar die nötige Zeit haben, aber nicht schlafen *können*, obwohl wir möchten.

Ist das erste Problem relativ leicht durch eine Änderung der Zeitplanung zu beheben (manche Menschen pflegen sich „auszuschlafen", wenn sie bei sich ein Schlafdefizit feststellen), sieht das bei dem „Nicht-schlafen-Können" schon ganz anders aus. Bestehen solche Schlafstörungen über einen längeren Zeitraum, hat der betreffende Mensch ein nicht zu unterschätzendes gesundheitliches Problem.

Wie groß ein solches Problem ist, zeigt sich nicht zuletzt in dem viel zu hohen Ge- und Missbrauch von Schlafmitteln (sog. Hypnotika) und Beruhigungsmitteln (sog. Tranquilizer oder Sedativa). Fachkräfte in psychotherapeutischen Praxen und Suchtberatungsstellen warnen regelmäßig vor dem damit häufig einhergehenden Medikamentenmissbrauch. Schlaf- und Beruhigungsmittel sind zentralnervös wirksame und keineswegs ungefährliche Medikamente.

Neben vielfältigen und erfolgreich erprobten psychotherapeutischen Behandlungsmaßnahmen zählt auch ein Ausdauertraining – wie der langsame Dauerlauf – zu den effektiven Interventionen (= Behandlungsmaßnahmen). Dies veranschaulicht vielleicht das von Cooper, dem prominenten Befürworter eines aeroben Bewegungstrainings, geschilderte Experiment (1970):

> An die Versuchsanordnung wird man sich erinnern; es waren zwei Personengruppen und beide blieben volle drei Wochen flach auf dem Rücken liegend im Bett. Die eine Gruppe übte dreimal täglich an den Fahrradergometern, die wir an den Betten befestigt hatten, die andere Gruppe blieb untätig. Die übende Gruppe hatte durchweg einen ruhigen, achtstündigen Schlaf zu normaler Nachtzeit. Die untätig bleibenden Versuchspersonen aber schliefen unruhig und entwickelten eine chronische Schlaflosigkeit. (S. 116)

Eine Reihe wissenschaftlicher Untersuchungen belegt, dass Laufen Schlafstörungen abbaut. So zum Beispiel die Studie von Folkins, Lynch und Gardner (1972). Sie verglichen 21 männliche und 21 weibliche Studenten, die zweimal wöchentlich für 16 Wochen liefen, mit 21 Studenten und 21 Studentinnen, die an einem Kurs Golfen und Bogenschießen teilnahmen. Das Laufprogramm wurde in dieser Zeit langsam gesteigert und begann mit einem dreimaligen Wechsel von zwei Minuten Laufen und zwei Minuten Gehen und einem anschließenden Fünf-Minuten Lauf. Diese Zeiten wurden dann systematisch verlängert bis zu einem zusammenhängenden Lauf von 25 bis 30 Minuten. Dieses Vorgehen ist eine klare Abkehr von den Laufprogrammen, bei denen bestimmte Strecken „zu schaffen" sind. Wir kommen auf dieses Prinzip der sogenannten „Zeitprogramme" noch zurück (vgl. Kap. 9.2). Die Läufer zeigten nun am Ende des Kurses im Gegensatz zur Vergleichsgruppe einen deutlich verbesserten Schlaf. Dabei profitierten die Frauen sogar stärker von dem Laufprogramm als die Männer.

Andere Forscher konnten darüber hinaus nachweisen, dass durch Ausdauertraining der sogenannte REM-Schlaf (REM = rapid eye movement = schnelle Augenbewegungen) abnimmt. Der REM-Schlaf charakterisiert Traumphasen, die mit den typischen schnellen Augenbewegungen einhergehen. Fehlende Augenbewegungen hingegen sind für Tiefschlafphasen typisch (Walker et al., 1978; Torsvall, Akerstedt & Lindbeck, 1984).

In meiner bereits erwähnten Untersuchung (Bartmann, 1989a) äußerten sich die Laufteilnehmer und -teilnehmerinnen anonym auf den Karteikarten mit folgenden typischen Formulierungen:

„Ich schlafe besser."
„Schlafen könnte ich zu jeder Tages- und Nachtzeit."

„Kann besser einschlafen."
„Erwache ich nachts, schlafe ich sofort wieder ein."

Wenn allerdings jemand, der bis dahin sportlich völlig inaktiv war, zu laufen beginnt, muss er in den ersten vierzehn Tagen bis drei Wochen mit einer paradoxen Reaktion rechnen: Es kann in den ersten Trainingswochen zu vorübergehenden Einschlafstörungen kommen, besonders, wenn abends gelaufen wird. Der Körper muss erst lernen, nach physischer Anstrengung kurzfristig wieder zur Ruhe zu kommen. Dies ist aber wirklich nur eine vorübergehende Erscheinung – sofern sie überhaupt auftritt.

Zusammenfassend gilt:
Joggen stellt eine effektive Möglichkeit dar, ohne chemische Hilfsmittel wie Medikamente oder Alkohol zu einem gesunden und natürlichen Schlaf zu kommen.

5.2 Dem Stress davonlaufen

42 % aller Läuferinnen und Läufer betreiben diesen Sport, um Stress abzubauen (medizin.de, 2005). Im vorhergehenden Kapitel haben wir von dem Zusammenhang zwischen erholsamem Schlaf und psychischer Belastbarkeit gehört. Ein Faktor, der unseren Schlaf erheblich stören kann, ist Stress. Stress ist eine Reaktion unseres Organismus aufgrund einer besonderen körperlichen oder psychischen Anspannung. Diese Reaktion können wir als eine Art Alarmbereitschaft unseres Körpers ansehen, die in Gefahrensituationen unseren Vorfahren das Überleben durch Kampf oder Flucht gesichert hat. In beiden Fällen war die Bereitstellung überdurchschnittlicher Energien erforderlich. Bei Stress werden die Hormone Adrenalin und Noradrenalin in den Blutkreislauf ausgeschüttet. Damit werden unsere Organe auf Höchstleistung getrimmt. Das Herz arbeitet schneller und kräftiger, der Blutdruck steigt, die Luftwege sind erweitert, die Skelettmuskulatur ist vermehrt durchblutet und Energiereserven werden freigesetzt.

Diese Reaktionsbereitschaft des Organismus ist uns erhalten geblieben, auch wenn wir nicht mehr täglich um unser Überleben kämpfen müssen. Immer wenn wir uns bedroht fühlen oder unter stärkeren Belastungen stehen, reagieren wir mit den oben genannten Stresssymptomen. Daher ist auch jedem von uns das Phänomen Stress aus eigener Erfahrung vertraut.

Vom Stress müssen wir den leichten, also nicht überzogenen Druck trennen, der durchaus aktivierend wirkt und uns nicht schädigt. Es handelt sich dabei um den sogenannten „Eustress“ (= ein gewissermaßen positiver Stress). Nur ein Übermaß an Stress, in der Fachsprache als „Disstress“ bezeichnet, ist belastend und langfristig krankmachend. Nervosität, Bluthochdruck, Alkohol- und Nikotinmissbrauch sind die häufigen Folgen. In der Regel ist dieser ungesunde Stress gemeint, wenn umgangssprachlich von „Stress“ gesprochen wird. Daher wird im folgenden Text der Begriff nur mit dieser negativen Bedeutung benutzt.

Auch beim Laufen können wir zwischen Eustress und Disstress unterscheiden. So stellen 30 oder 60 Minuten Joggen durchaus beachtliche Anforderungen an uns, aber gewissermaßen in Form eines „positiven“ Stresses. Ein Marathonlauf oder gar noch ausgedehntere Läufe (sogenannte 100-km-Läufe oder Ultraläufe) hingegen bedeuten eine „Überdosis“ und sind ein solcher Stress, dass er, der bekannten Legende aus dem Geschichtsunterricht nach, dem angeblich ersten Marathonläufer das Leben kostete. Ich habe viele Bekannte, die unbedingt einmal einen Marathon laufen wollten und auch gelaufen sind. Die Mehrzahl lag anschließend mit einer banalen Infektion (z. B. einer Erkältung) im Bett. Sie hatten ihr Immunsystem, das durch ein moderates Joggen ganz erheblich gestärkt wird (vgl. Kap. 3.3), mit dem Marathonlauf völlig überfordert. Nun brauchten sie viel mehr Zeit, um wieder auf die Beine zu kommen, als Nichtläufer. Es gibt sogar Mediziner, die meinen, das Immunsystem eines Menschen nach einem Marathonlauf entspreche dem eines HIV-Infizierten.

> Geringe Dosen aktivieren, Überdosen paralysieren (= zerstören), lautet die Zauberformel.

Bei einem Menschen, dessen einzige sportliche Betätigung darin besteht, sich im Fernsehen Sportsendungen anzuschauen, kann schon das Ansehen eines besonders spannenden Fußballspiels einen solchen psychischen Stress auslösen, dass bei ihm ein Herzinfarkt möglich ist. Diese Gefahr einer so extremen Stressreaktion besteht bei einem Jogger kaum. Durch das körperliche Training reagiert der Körper des Läufers flexibler, und beim trainierten Herzen bleibt die Pulssteigerung im Allgemeinen unter Kontrolle. Außerdem ist der trainierte Körper besser in der Lage, sich nach der Belastung wieder zu „beruhigen“.

Stressbewältigung wird in der Fachsprache als „Coping“ bezeichnet. Beherrschen wir eine gute Coping-Technik, kann uns Stress so leicht nichts anhaben. Laufen, das belegen zahlreiche Untersuchungen, stellt eine solche Coping-Technik oder Coping-Strategie dar.

Joggen können wir als „muskuläre" Antwort auf Stress ansehen. Auch wenn wir vor Stresssituationen nicht weglaufen können, so ermöglicht uns die Bewegung doch ein schnelles Wiederherstellen des physiologischen Gleichgewichts. Die freigesetzten Energien laufen nicht ins Leere (wie Vollgas bei einem stehenden Rennwagen), sondern werden gewissermaßen körperlich so abgearbeitet, wie es von Natur aus vorgesehen ist. Ein Lauf nach einem stressreichen Tag gibt unserem Körper also die Möglichkeit, die durch das erhöhte Erregungsniveau geschaffene Spannung abzureagieren.

Die psychologische Forschung hat ausgefeilte Trainingsprogramme entwickelt, um Menschen unempfindlicher gegenüber Stress zu machen. Diese Programme werden als Stressimpfungsverfahren bezeichnet und haben sich in der Praxis als sehr wirksam erwiesen. Umso erstaunlicher, dass sich einfaches Joggen in der Untersuchung von Long (1984) als gleichwertig erwiesen hat.

Long verteilte in seinem Experiment 48 Frauen und 25 Männer auf 3 Versuchsgruppen. Während eine Gruppe lief, nahm die zweite an einem Stressimpfungsprogramm teil, während die dritte als Kontrollgruppe überhaupt keine Behandlung erhielt. Die Ergebnisse zeigten, dass das Laufen die erlebte Stressbelastung ebenso effektiv reduzieren konnte wie das Stressimpfungsprogramm. Die Kontrollgruppe zeigte hingegen keinerlei Besserung in der Stressbewältigung. Berücksichtigen wir noch die Relation von Aufwand und Kosten, so erweist sich Joggen als hervorragende Methode zur Stressbekämpfung. Dies bestätigen auch eine Reihe weiterer wissenschaftlicher Untersuchungen (vgl. Krag, 1981; Gillem, 1984; Berger, 1984).

Auch meine eigene Untersuchung an Krankenpflegeschülerinnen und -schülern zeigte anhand von psychologischen Tests: Laufen reduziert die Stressbelastung und erhöht die Coping-Fähigkeit. Bei den Schülerinnen und Schülern, die liefen, nahm im Vergleich zu einer gleich großen Kontrollgruppe der Stress signifikant (also statistisch abgesichert) ab. Die Fähigkeit hingegen, Stress bewältigen zu können (= coping), nahm signifikant zu. Die Mitglieder der Laufgruppe konnten nach dem Joggingkurs also deutlich besser mit Stress fertig werden als ihre Mitschüler und Mitschülerinnen aus der Vergleichsgruppe. Die anonymen Äußerungen der Teilnehmer der Laufgruppe (vgl. Kap. 4.1), von denen eine Reihe bei der Testung kurz vor ihrem Staatsexamen stand, unterstreichen diese objektiven Testbefunde:

„Bin ruhiger und gelassen."
„Seit dem Laufbeginn bin ich ruhiger geworden."
„Innere Unruhe ist verschwunden."
„Bin im Ganzen ruhiger geworden, nicht mehr so aufgedreht und hektisch."

Diese Formulierungen verdeutlichen eindringlicher als alle Testwerte: Laufen verbessert die Fähigkeit, Stress zu verkraften und mit ihm umzugehen. Das heißt, Menschen, die joggen, regen sich nicht so schnell auf und können, wenn sie unter Stress stehen, mit dieser Belastung viel besser umgehen.

Wer kennt das nicht: Nach einem sogenannten stressigen Tag fühlt man sich ausgelaugt und hat dann gar keine Lust, noch irgendetwas zu tun – auch nicht zu joggen. Ich ziehe mir gerade dann die Laufschuhe an und jogge los. Laufe ich an solchen Tagen die ersten Minuten auch recht schwer, im weiteren Verlauf des Joggens spüre ich direkt: Der Kopf wird wieder klar, die Belastung lässt nach und es geht mir zunehmend besser.

Zusammenfassend gilt:
Jogger neigen seltener zu Stressreaktionen und werden mit Stress besser fertig.

5.3 Vom Überdruss zum Wohlbefinden laufen

Keinen Stress zu haben ist sicherlich angenehm, aber das bedeutet nicht automatisch Wohlbefinden. Genau das können wir aber durch regelmäßiges Joggen erreichen. Dies ist das Ergebnis der Studie von Rand (1986) an Läuferinnen und Läufern. Sie resümierte: „People who run feel better" (Menschen, die laufen, fühlen sich besser). Tatsächlich verbessert sich die Stimmung durch das Laufen erheblich.

Umfangreiche Forschungsergebnisse bestätigen immer wieder: Das Bedürfnis nach Wohlbefinden ist eines der stärksten Motive zum Joggen. Wohlbefinden beinhaltet über die Abwesenheit von Krankheiten oder Beschwerden hinaus ein Gefühl körperlicher und seelischer Ausgeglichenheit, ein gewisses „In-sich-Ruhen". Diese Form von Ausgeglichenheit und Gelassenheit kennen wir in besonders ausgeprägter Form hauptsächlich von fernöstlichen Meditationen. Deswegen spricht man im Zusammenhang mit einem besonders entspannten Laufen gern vom meditativen Laufen.

Über größeres Wohlbefinden berichten Jogger nicht nur während des Laufens. Auch bei der Arbeit, unter Freunden oder während anderer Freizeitaktivitäten sind Läufer deutlich zufriedener (Fiegenbaum, 1987). Dem Bereich der Arbeitszufriedenheit messen Sozialpsychologen eine wachsende Bedeutung zu. Besonders bei den sogenannten helfenden Berufen wie Krankenpflegepersonal, Psychologen, Sozialarbeitern usw. gab es in den letzten Jahren eine rege Forschung unter dem Begriff des

„Burn-out-Syndroms". Damit ist ein Gefühl der beruflichen Erschöpfung, des inneren „Ausbrennens" oder „Überdrusses" gemeint, ein Zustand emotionaler, körperlicher und geistiger Erschöpfung. Er geht bei den Betroffenen mit Hoffnungslosigkeit und negativen Einstellungen zum Beruf, zur Umwelt und zu sich selbst einher. Überdruss charakterisiert einen Zustand der Unzufriedenheit, des vergeblichen Strebens nach Idealen sowie des Verlustes von Lebensfreude. Ähnliches finden wir im Berufsleben überall dort, wo die Unzufriedenheit mit der Arbeit zur sogenannten inneren Kündigung führt (der Arbeitnehmer verliert das Interesse an seiner Arbeit und der Firma). Von Wohlbefinden kann dann keine Rede mehr sein.

Zur Erfassung dieses Zustandes des „Ausgebranntseins" entwickelten Aronson, Pines und Kafry (1983) einen Fragebogen, den ich auch in meiner schon erwähnten großen Untersuchung (Bartmann, 1989a) an Krankenpflegepersonal eingesetzt habe. Die Ergebnisse waren erschreckend und hoffnungsvoll zugleich.

Erschreckend, weil sich zeigte, dass diese jungen Menschen voller Idealismus schon während ihrer Ausbildung in diesem Test auf einen Gesamtüberdrusswert von 3,1 kamen. Hier schlägt sich die erhebliche psychische Belastung der Krankenpflegearbeit nieder, denn Werte von 3,0 bis 4,0 bedeuten, dass bereits Überdruss und Ausbrennen vorliegen und unbedingt etwas dagegen getan werden sollte, um eine schwere Krise zu vermeiden.

Das Hoffnungsvolle meiner Befunde besteht darin, dass durch den zwölfwöchigen Laufkurs dieser Wert von 3,1 hochsignifikant auf den nicht mehr problematischen Wert von 2,5 gesenkt werden konnte. Laufen vermag also die emotionale und geistige Erschöpfung so zu reduzieren, dass keine Gefahr des Ausbrennens mehr besteht.

Bei Lehrern, die im Spannungsfeld von Schülerbedürfnissen, Elterninteressen und den eigenen pädagogischen Ansprüchen stehen, besteht eine hohe Burn-out-Gefahr. Langer (2009) konnte in einer kleinen Pilotstudie an Lehrern die Burn-out reduzierende Wirkung eines systematischen Laufprogramms nachweisen.

Natürlich kann Wohlbefinden nicht grenzenlos zunehmen. Bei dem, der sich schon rundherum wohlfühlt, wird verständlicherweise eine geringere Verbesserung erfassbar sein als bei denen, die unter einem Mangel an Wohlbefinden leiden. In meiner Untersuchung wurde das sehr deutlich. Zwar nahm das Wohlbefinden bei *allen* Mitgliedern der Laufgruppe zu, aber nicht signifikant. Sowohl in der Lauf- wie auch in der Kontrollgruppe befanden sich aber je fünf Auszubildende, die kurz vor ihrem Staatsexamen standen.

Wie Abbildung 2 zeigt, nimmt bei der Laufgruppe trotz des näher rückenden Examens (der Laufkurs endete drei Wochen vor der schriftlichen Prüfung) das Wohlbefinden signifikant zu. Die Kontrollgruppe hingegen zeigt eine durchaus verständliche Abnahme des Wohlbefindens mit Näherrücken des Examens.

Greifen wir noch auf die freien Stellungnahmen dieser jungen Läufer zurück, so finden wir zum Wohlbefinden durch das Laufen folgende Äußerungen:

„Das Laufen macht mir Spaß, ich fühle mich danach wohl."
„Fühle mich im Ganzen wohler."
„Bin ausgeglichener."
„Das Laufen hat trotz Regen Spaß gemacht."
„Besserer Allgemeinzustand."

Jeder, der sich selbst auf das Erlebnis Joggen einlässt, wird solche Stellungnahmen mit seinen eigenen Worten ergänzen können. Natürlich – und das macht es gelegentlich dem Anfänger etwas schwer – stellt sich ein solches Wohlbefinden nicht gleich beim ersten kleinen Lauf ein. Vor den Sieg haben die Götter den Kampf gesetzt – vor allem den Kampf mit der Bequemlichkeit. „Ohne Schweiß, keinen Preis", dieses Sprichwort findet hier im wahrsten Sinne seine Bestätigung.

Abbildung 2: *Die Zunahme des Wohlbefindens bei den Examenskandidaten der Lauf- und Kontrollgruppe*

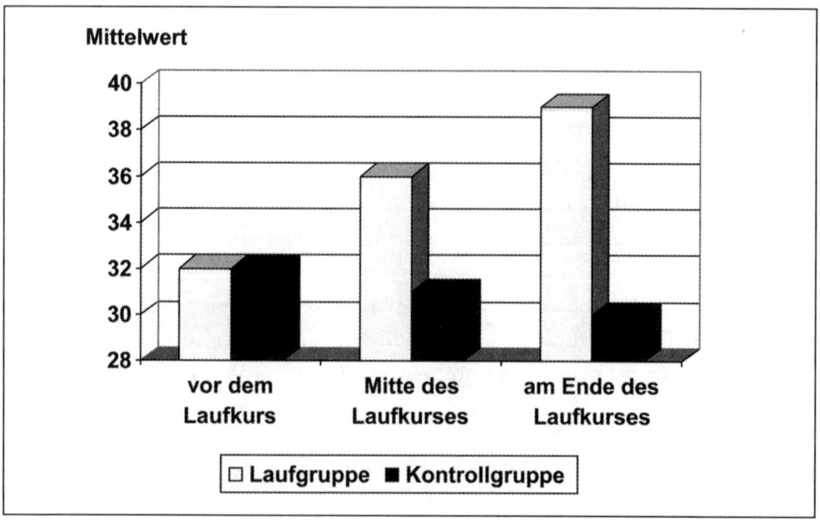

Auch neuere Studien an der Universität Ulm (Stroth, Hille, Spitzer & Reinhardt, 2008) bestätigen die Verbesserung von Stimmungen durch das Laufen. 28 Medizinstudenten und -studentinnen wurden per Zufall einer Lauf- und einer Kontrollgruppe zugeordnet. Die Laufgruppe lief dreimal die Woche ca. drei bis fünf Kilometer, und das über sechs Wochen. Dabei ist zu beachten, dass sechs Wochen doch ein vergleichbar kurzer Zeitraum für ein Lauftraining ist.

Für die Leserinnen dieses Buches, die vielleicht befürchten, ihre Weiblichkeit durch das Laufen zu verlieren, ist besonders das Untersuchungsergebnis von Harris (1981) beachtenswert. Harris fand, dass die Läuferinnen im Gegensatz zu den Nichtläuferinnen nicht nur glücklicher, entspannter und selbstzufriedener waren, sondern sich auch signifikant attraktiver und femininer fühlten, seitdem sie liefen. Also eine umfassende Erhöhung des Wohlbefindens.

Auch bei der besonderen Gruppe der älteren Menschen fand Tonkon (1985), dass Joggen im hohen Maße zum Wohlbefinden beiträgt. Diese Studie an Menschen über 55 Jahren zeigte, dass die Läufer eine erheblich größere Lebenszufriedenheit aufwiesen als ihre nichtaktiven Altersgenossen. Die älteren Jogger verfügen über mehr Freundschaften und über bessere Kontakte zu jüngeren Menschen. Wer selbst *gut geführte* Lauftreffs (es gibt leider auch andere) kennt, den wundern diese Erkenntnisse nicht. Hier kann jeder den kameradschaftlich fröhlichen Umgang der verschiedensten Altersgruppen untereinander beobachten und erleben. Laufen erweist sich als Brücke zwischen den Generationen.

Als hilfreicher Tipp – und zwar nicht nur für Anfänger – wie das beim regelmäßigen Joggen sich ohnehin einstellende Wohlbefinden noch verstärkt werden kann: Sorgen Sie dafür, dass Sie nach dem Laufen, gewissermaßen als zusätzliche Belohnung, etwas Angenehmes erleben. Das könnte zum Beispiel ein gemeinsamer Saunabesuch nach einem Lauftreff sein, oder man nimmt sich die Zeit für ein entspannendes Bad, gemütliches Kaffeetrinken, Eis essen, geht aus, besucht jemanden oder Ähnliches.

Nach dem, was wir bei dem Eysenckschen Persönlichkeitsmodell von den Läufern erfahren hatten, ist der Zusammenhang zwischen Joggen und Wohlbefinden vielleicht gar nicht so erstaunlich. Hatten wir doch gesehen, dass das Laufen tendenziell die Persönlichkeit zum Sanguiniker (bei dem das Wohlbefinden zu Hause ist) hin verändert.

Zusammenfassend gilt:
Joggen verhilft unabhängig von Alter und Geschlecht zum Abbau von Burn-out und zu mehr Wohlbefinden.

5.4 Joggend Kreativität und Intelligenz verbessern

Schon bei der Darstellung des typischen Joggers in Cattells Persönlichkeitsmodell haben wir erfahren, dass die Läufer als intelligenter beschrieben wurden. Tatsächlich gibt es eine Reihe von Untersuchungen, die der Frage der Intelligenzförderung durch Laufen nachgegangen sind.

Dazu gehören die von Young (1979) gewonnenen Befunde. Sie zeigten, dass unabhängig von Alter und Geschlecht innerhalb eines zehnwöchigen Fitnessprogramms mit einem Schwerpunkt Joggen die Intelligenz bei den Teilnehmern signifikant zunahm. Gemessen wurde die Intelligenzleistung mit in der Psychologie üblichen und zuverlässigen Intelligenztests. Zu vergleichbaren Ergebnissen kam schon 1958 Oliver bei 12- bis 15-jährigen minderbegabten Jugendlichen. Gruber (1975) kommt in seiner Literaturanalyse zu folgender Feststellung: Diejenigen, die über eine größere Fitness verfügen, weisen einen höheren IQ (= Intelligenzquotienten) auf als die Untrainierten.

Ein beachtlicher Teil dieser Intelligenzsteigerungen dürfte mit der Konzentrationsfähigkeit zusammenhängen. Diese nimmt nämlich – wie entsprechende Studien mit Konzentrationstests zeigen – durch ein regelmäßiges Ausdauertraining ganz erheblich zu. Die subjektiven Äußerungen von Läufern bestätigen durchweg diese Konzentrationsverbesserungen. Zu den schon mehrfach angesprochenen Formulierungen, wie ich sie bei meinen „laufenden" Krankenpflegeschülerinnen und -schülern fand, gehörten z. B. folgende Äußerungen:

„Seit dem Laufbeginn bin ich ruhiger geworden, kann mich etwas besser konzentrieren."
„Kondition und Konzentration erhöht."
„Nach dem Lauf fühle ich mich hellwach."
„Bessere Konzentration."

Es sei noch einmal daran erinnert, dass dies spontan aufgeschriebene Stellungnahmen sind, ohne dass irgendwelche Fragen gestellt oder Vorgaben gemacht wurden.

In einer neueren Studie von Karg, Bartmann und Fries (2009) mit lernbehinderten Kindern konnte die verbesserte Konzentrationsleistung erneut bestätigt werden. Neun Kinder (drei Mädchen und sechs Jungen) einer vierten Klasse nahmen an einem achtwöchigen Lauftraining nach dem Laufprogramm in diesem Buch (vgl. Kap. 9.2) teil. Es bestand eine gleich zusammengesetzte Kontrollgruppe. Vor und nach dem Laufkurs wurde bei beiden Gruppen ein Konzentrationstest, der sogenannte d2-Test (Brickenkamp, 1981), durchgeführt. Während sich die beiden Gruppen bei der ersten Testung nicht signifikant unterschieden, erbrachte die Laufgruppe nach den acht Wochen signifikant bessere Konzentrationsleistungen als die Kontrollgruppe.

Es ist wohl aber nicht nur die verbesserte Konzentrationsfähigkeit, die die Intelligenzsteigerung bei Joggern ausmacht. Der Vater des langsamen Dauerlaufs van Aaken (1984a), als Alternativmediziner lange Zeit von seinen Standeskollegen nicht ernst genommen, hatte betont, dass der physiologische Zustand des Gehirns bei Joggern besser sei als bei Nichtsportlern. Er verwies darauf, dass das Gehirngewicht beim Menschen normalerweise im Alter abnimmt – mit Ausnahme der Läuferinnen und Läufer und der sogenannten Geistesarbeiter und -arbeiterinnen.

Dabei spielt nach van Aaken (1984c) die durch das Laufen erheblich verbesserte Sauerstoffversorgung des Gehirns eine Schlüsselrolle. Das heißt, die grundsätzlich natürlich schon vorhandene geistige Kapazität wird durch das Joggen besser ausgeschöpft.

Schließen wir in unsere Überlegungen die allgemeine Fitness – zu der ja auch die Fähigkeit zum Ausdauerlauf gehört – mit ein, werden die bisher schon genannten Zusammenhänge noch deutlicher. So verfügten an der berühmten amerikanischen Militärakademie West-Point die Kadetten mit der größeren Fitness auch über einen höheren Intelligenzquotienten (IQ). Hingegen wiesen Kadetten mit geringerer Fitness die größere Versagerquote bezüglich des Qualifikationsabschlusses auf, sei es, dass sie vorher die Ausbildung abbrachen, disziplinarisch vorzeitig entlassen wurden oder durch die Abschlussprüfung fielen. Sogar bei Studenten zeigte sich: Die Chancen, den gewünschten Studienabschluss zu erreichen, sanken in der Regel, je schlechter der physische Trainingszustand war (vgl. Gruber, 1975).

Auch die bereits erwähnte Studie von Stroth, Hille, Spitzer und Reinhardt (2008) bestätigt den positiven Einfluss des Laufens auf einige Bereiche der kognitiven Leistungsfähigkeit. Bezüglich des Gedächtnisses gab es bei der Laufgruppe signifikante Verbesserungen gegenüber der Kontrollgruppe. Bei dem oben bereits schon einmal genannten d2-Konzentrationstest verbesserten sich beide Gruppen, die Laufgruppe aber – nicht signifikant – stärker als die Kontrollgruppe.

Diese überzeugenden Befunde erinnern uns an den berühmten, meist nur verkürzt zitierten Satz des römischen Dichters Juvenal: „Orandum est, ut sit mens sana in corpore sano." (Eines ist zu erbitten, gesund am Körper zu sein und einen gesunden Menschenverstand zu haben.)

Zusammenfassend gilt:
Wer sich durch Joggen fit hält, verbessert und erhält sich seine geistige Leistungsfähigkeit.

5. 5 Mit jedem Lauf zu mehr Selbstbewusstsein

Die Vorstellung, die wir von uns selbst haben, bezeichnen wir als Selbstbild und die damit verbundene Bewertung als Selbstwertgefühl. Daraus ergibt sich das, was wir umgangssprachlich als Selbstbewusstsein bezeichnen. Stimmungen und Handlungen werden von unserem Selbstbewusstsein maßgeblich beeinflusst. Hat jemand Minderwertigkeitsgefühle, dann traut er sich häufig nicht einmal die Dinge zu, die er durchaus schaffen würde.

Sport verhilft uns zu einem positiven Körperbewusstsein. Menschen, die beginnen regelmäßig zu laufen, spüren wie überschüssiges Fettgewebe abgebaut, das Muskelgewebe kräftiger und der gesamte Körper straffer wird. Das beeinflusst natürlich die oben angesprochene Selbstwahrnehmung positiv. Jeder, der läuft, erlebt unmittelbar das Anwachsen seiner körperlichen Leistung, ganz besonders die Laufanfänger. Sie erfahren von Lauftermin zu Lauftermin ganz konkret, wie sich ihr Laufpensum erweitert und die körperlichen Fähigkeiten wachsen. Daraus erwächst ein berechtigter Stolz auf diese Leistung und damit ein zunehmend gestärktes Selbstbewusstsein.

Dieses Selbstbewusstsein bleibt nicht auf das körperliche Selbstbild beschränkt. Die Joggerin und der Jogger, die erleben, dass sie nicht für möglich geglaubte Strecken laufen können, verändern ihre Persönlichkeit – wie wir ja in Kapitel 4 schon sahen – weit über ein verbessertes sportliches Selbstbewusstsein hinaus. Die Erfahrung, etwas geschafft zu haben, was sie sich zunächst nicht zugetraut hatten, überträgt sich auch auf andere Lebenssituationen. Es wächst der Mut, auch andere, bisher als zu schwierig angesehene Probleme anzupacken und nicht mehr zu meiden. „Ich hätte nie gedacht, dass ich es schaffe, und habe es trotzdem gut überstanden", so fasste einer meiner Laufkursteilnehmer dieses Erlebnis in Worte, nachdem es ihm gelungen war, 45 Minuten ununterbrochen zu laufen.

Zahlreiche wissenschaftliche Untersuchungen bestätigen uns: Läufer stehen ihrem Körper positiver gegenüber, haben ein größeres Selbstwertgefühl und Selbstbewusstsein als Nichtläufer. Dabei ist es wichtig daran zu erinnern, dass diese

Merkmale durch das Laufen *bewirkt* werden. Wir könnten ja vermuten, dass die Jogger, schon bevor sie liefen, ein größeres Selbstbewusstsein hatten. Die vielen umfangreichen Forschungsergebnisse auf diesem Gebiet widerlegen solche Spekulationen, und experimentelle Untersuchungen zeigen, dass das starke Selbstwertgefühl von Joggern durch das Laufen gewonnen wurde.

Die Steigerung des positiven Selbstbildes gilt weitgehend unabhängig von Alter und Geschlecht. Verständlicherweise ist die Zunahme des Selbstwertgefühls umso größer, je schwächer es vorher war; ein Sachverhalt, den wir in ähnlicher Form schon beim Wohlbefinden kennengelernt haben. Teilweise zeigt sich, dass Frauen diesbezüglich stärker vom Joggen profitieren als Männer. Laufen erweist sich danach gerade für Frauen mit geringem Selbstwertgefühl als eine ausgezeichnete Methode, ein gesundes Selbstwertgefühl aufzubauen. Folkins, Lynch und Gardner (1972), die neben anderen Forschern diese Ergebnisse fanden, entdeckten in ihrer Arbeit noch einen anderen wichtigen Sachverhalt: Lässt man Untersuchungsteilnehmerinnen und -teilnehmern die Wahl zwischen Joggen und sportlichen Aktivitäten ohne Ausdaueranteil – wie z. B. Bogenschießen –, dann entscheiden sich die selbstunsicheren Teilnehmerinnen und Teilnehmer für das Joggen. Man könnte meinen, die Betroffenen „wissen" insgeheim, was ihnen gut tut! Das passt auch sehr gut zu Webers Ergebnis (1982), dass das Bedürfnis nach Selbstbestätigung der drittstärkste Grund zum Laufen war.

Die Untersuchung von Martinek, Cheffers und Zaichowsky (1978) weist darauf hin, dass Ausdauertraining auch bei Kindern das Selbstwertgefühl verbessert. Ich meine, dass dieser Sachverhalt für die Erziehung zu einem selbstbewussten Menschen viel zu wenig beachtet und genutzt wird. Daher meine Forderung nach einem nicht leistungsbezogenen Sportunterricht in den Schulen.

Neben dem Selbstbild haben wir noch ein sogenanntes Idealbild. Es handelt sich dabei um unsere Wunschvorstellung, also wie wir am liebsten sein möchten. Liegen unser Selbstbild und unser Idealbild zu weit auseinander, dann sind wir mit uns unzufrieden. Erst eine Annäherung beider Bilder bringt die nötige Zufriedenheit mit uns selbst. Laufen, so konnte Horne (1984) zeigen, stellt eine Möglichkeit dar, Selbstbild und Idealbild einander näher zu bringen. So gesehen erreichen wir durch das Joggen ein Stück Selbstverwirklichung.

Bei aggressiv auffälligen Jugendlichen bewirkt die Stärkung der subjektiven Selbstsicherheit durch ein Sozialtraining ein Absinken der Gewaltbereitschaft. Unter Berücksichtigung der oben ausgeführten Erkenntnisse über Joggen und Selbstbild wäre es genauso sinnvoll, mit diesen Jugendlichen zu laufen.

Psychotherapeuten und -therapeutinnen wissen, wie wichtig die Stärkung des Selbstwertgefühls im Rahmen einer Psychotherapie ist. Das Wiederherstellen des Selbstwertgefühls und Selbstbewusstseins und damit die Stärkung des subjektiven Erlebens, selbst etwas bewirken zu können, sind notwendige Voraussetzungen für das Gelingen einer Therapie. Das heißt, auch bei weitergehenden sinnvollen und notwendigen Interventionen steigert das Laufen deren Effektivität ganz enorm.

Zusammenfassend gilt:
Laufen erhöht das Selbstbewusstsein und die Selbstsicherheit und bringt das Selbstbild dem Idealbild näher.

5.6 Joggen vertreibt die Angst

Wenngleich es schon viele Jahre her ist, so erinnere ich mich dennoch genau, wie ich das erste Mal mit der Angst reduzierenden Wirkung des Laufens konfrontiert wurde. Es war bei einem Anti-Stress-Training für Manager, bei dem ich als Referent mitwirkte. In den dabei möglichen Einzelgesprächen vertraute mir ein Teilnehmer an, dass er jahrelang unter massiver Angst gelitten hatte, wenn er vor größeren Gruppen sprechen musste. Er hatte dann angefangen zu laufen – etwa 50 km im Monat – und war dadurch in der Lage, seine Redeangst so weit zu reduzieren, dass sie ihn nicht mehr beeinträchtigte. Ich habe mir – damals noch absoluter Nichtläufer – meinen Teil gedacht und war mir sicher, dass der Mann sich die helfende Wirkung des Laufens nur einbildete. Heute weiß ich es besser. So erstaunlich der Sachverhalt auf den ersten Blick auch sein mag, die vielen Untersuchungen mit verschiedensten Angsttests zeigen, dass das Laufen Angst reduzieren kann.

Es gibt eine überwältigende Fülle wissenschaftlicher Untersuchungsbelege für die Angst reduzierende Wirkung des Joggens. Interessant ist, dass hier ähnlich wie beim Selbstwertgefühl (vgl. Kap. 5.5) die Frauen stärker vom Laufen profitieren und eine deutlichere Angstreduktion zeigen als die Männer (z. B. Cole, 1980). Dies wird teilweise darauf zurückgeführt, dass Frauen insgesamt höhere Angstwerte aufweisen, somit das Angstniveau bei Antritt eines Laufkurses höher ist als bei den Männern. Infolgedessen kann logischerweise der „Gewinn" durch ein systematisches Joggen bei den Frauen größer sein. In meiner schon mehrfach erwähnten Untersuchung bestätigte sich diese Feststellung ebenfalls. Zwar verringerte sich sowohl bei Läufern als auch bei Läuferinnen signifikant die Angst, aber bei der weiblichen Gruppe war der Angstabbau stärker.

Abbildung 3: *Abnahme der Angst für die Examenskandidaten der Lauf- und Kontrollgruppe*

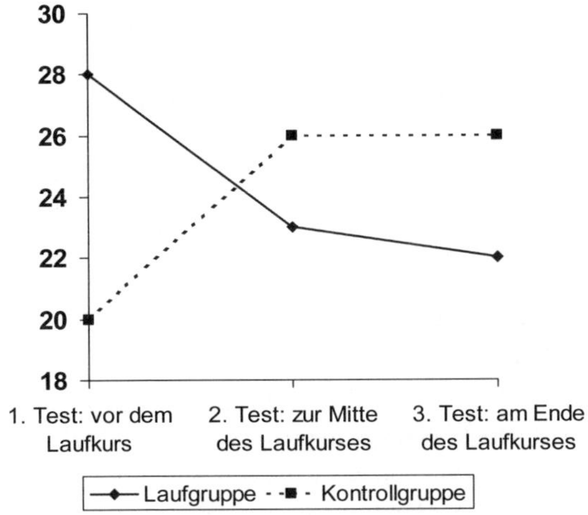

Die schon angesprochene Gruppe der Krankenpflegeschüler und -schülerinnen aus meiner Studie, die drei Wochen nach Beendigung des Laufprogramms vor ihrem Staatsexamen stand, zeigte eine deutliche Angstreduktion. Abbildung 3 gibt die entsprechenden Werte wieder. Wie wir sehen, waren die Teilnehmer der Laufgruppe zunächst ängstlicher als die Examenskandidaten der Kontrollgruppe. Umso überzeugender ist die therapeutische Wirkung. Trotz Heranrücken des Examens nahm die Angst bei der Jogginggruppe erheblich ab, während sie bei der Vergleichsgruppe deutlich zunahm.

Ich erinnere daran, dass mein erster Kontakt mit der Laufforschung die Arbeit von Weber (1984a) war (vgl. Kap. 1). In dieser Untersuchung in einer Suchtklinik wurden laufwillige Patienten per Zufall einer Laufgruppe und einer Nichtläufergruppe zugeteilt. Nach einem 16-wöchigen Lauftraining zeigte die Laufgruppe im Vergleich zu den Nichtläufern eine signifikant stärkere Abnahme der Angst. Da das übrige Therapieprogramm für alle Patienten gleich war, lässt sich dieser Effekt wohl auch nur auf das Laufen zurückführen. Wichtig erscheint dieses Ergebnis nicht zuletzt wegen der gelegentlich geäußerten Vermutung, der therapeutische Wert des Laufens liege nur in dem Gruppeneffekt, das heißt, dass eine Gruppe Menschen etwas gemeinsam unternimmt und sich dabei austauscht. In Suchtkliniken spielen gruppentherapeutische Prozesse ohnehin eine so zentrale Rolle, dass es sehr unwahrscheinlich ist, dass das Laufen noch einmal einen *zusätzlichen* Gruppeneffekt darstellt. Grundsätzlich lässt sich ein solcher Gruppeneffekt bei allen positiven Einflüssen des Joggens natürlich nicht ausschließen.

Bedeutsam erscheint mir das Ergebnis der Untersuchung von Long (1984). Danach kann Angst durch Laufen genauso effektiv abgebaut werden wie durch ein Stressimpfungsprogramm. Alle einzelnen Forschungsergebnisse, die die Angst reduzierende Wirkung des Joggens belegen, zu nennen, wäre ermüdend. Deswegen möchte ich auf die Analyse der positiven Effekte des Laufens zur Angstreduktion von Reule (2000) verweisen. Sie analysierte rund 30 diesbezügliche Arbeiten, die weitgehend das bisher Gesagte bestätigen.

Was uns in der wissenschaftlichen Forschung zu dieser Thematik trotz der vielen Ergebnisse jedoch fehlt, sind kontrollierte Studien an Personen, bei denen klinisch auffällige Angstneurosen existieren. Also Untersuchungen, die nicht nur die Reduzierung einer mehr oder weniger bei allen Menschen vorhandenen Ängstlichkeit durch Laufen nachweist. In den Fällen, in denen die klinische Diagnose einer krankhaften Angst gestellt wurde, dürfen wir bei der Bekämpfung der Angst nach meiner Einschätzung zwar eine erhebliche Hilfe durch das Joggen erwarten, aber keine für sich ausreichende Therapie. Hier würde ich immer die Kombination des Laufens mit einer Verhaltenstherapie sehen wollen. Hierauf gehen wir später in Kapitel 8.3 noch ausführlicher ein.

Zusammenfassend gilt:
Joggen kann Ängste effektiv reduzieren.

5.7 Den Depressionen davonlaufen

Noch erstaunlicher als die Angst reduzierende Wirkung des Laufens ist der positive Einfluss bei Depressionen. Sie gehören zu den häufigsten psychischen Erkrankungen, und so unglaublich es uns vielleicht auch erscheint: Joggen hilft gegen Depressionen. Depressive tendieren zur Inaktivität – z. T. um Misserfolge zu vermeiden. Wer jedoch inaktiv ist, kann auch keine Erfolgserlebnisse verbuchen. Erst wenn die Aktivität – natürlich ganz vorsichtig dosiert – wieder einsetzt, kommen Erfolgserlebnisse und damit Freude zurück. So gesehen halte ich Joggingprogramme bei Depressiven für äußerst wichtig.

Es gibt unterschiedliche Einteilungen von Depressionen. Die Klassifikationen der Depressionen nach dem ICD-10 (International Classification of Disease) der

Weltgesundheitsorganisation (Dilling, Mombour & Schmidt, 2002) unterscheiden u. a. zwischen episodenhaften (einmaligen) und rezidivierenden (wiederkehrenden) Depressionen leichter, mittelgradiger und schwerer Ausprägung. Die Untersuchungen zur depressionssenkenden Wirkung des Joggens beziehen sich in aller Regel auf die leichten und mittelgradigen episodischen Depressionen. Menschen mit schweren Depressionen zu Aktivitäten zu drängen, gilt unter konservativen Psychiatern als Quälerei. Der Einsatz des Laufens als Therapie bei solchen Patienten stieße bei diesen Psychiatern auf ein eindeutiges Veto. Dagegen machen uns verhaltenstherapeutische Vorgehensweisen mit Aktivierungsprogrammen klar (z. B. Crombach, 1977), dass auch bei schweren Depressionen diese aktive Krankenbehandlung erfolgreicher ist als eine ausschließlich medikamentöse Behandlung.

Eindrucksvoll schildert Lindner (2008) unter dem Titel „Ich laufe um mein Leben", wie ihm das Laufen bei der Überwindung seiner manisch-depressiven Psychose entscheidend geholfen hat, obwohl gerade seine depressive Antriebsarmut ihm das Laufen schwer machte. Er beschreibt dabei, wie er sich „morgens immer regelrecht aus dem Bett prügeln" musste, und fährt fort (S. 129): „Ich sprach mir dabei vor, dass es jetzt nur auf den nächsten kleinen Schritt ankomme." Seine Genesung blieb stabil.

Offensichtlich hatte Lindner intuitiv gespürt, dass er zur Überwindung seiner manisch-depressiven Störung Erfolgserlebnisse benötigt und sich solche nur einstellen, wenn er aktiv wird. So ist auch aus verhaltenstherapeutischer Sicht zur Behandlung von Depressionen ein gestuftes, der begrenzten körperlichen Belastbarkeit des Depressiven angepasstes Aktivierungsprogramm, wie z. B. Joggen, für eine langfristig erfolgreiche Behandlung unbedingt notwendig. Joggen ist deswegen als Methodik ganz besonders geeignet, weil sich die Anforderungen sehr genau individuell und patientenbezogen variieren lassen.

Eine Patientin schrieb mir u. a. Folgendes: „... was mich betrifft, so habe ich mir vor Jahren – aus langer Leidenserfahrung mit Zyklothymie heraus – das Joggen selbst verordnet ... Aus meinen manischen Phasen (in der Klinik) kenne ich den enormen Bewegungsdrang, der mit dieser Pathologie verbunden zu sein pflegt, und ich hätte mich glücklich geschätzt, regelmäßig und mindestens eine Stunde pro Tag joggen zu dürfen, statt ausschließlich mit Medikamenten zugeschüttet zu werden, dass mir Hören und Sehen verging."

Eine der bekanntesten Untersuchungen zu dieser Problematik stammt von Greist et al. (1978). Greist und seine Mitarbeiter teilten Männer und Frauen, die unter ernsten neurotischen Depressionen litten, nach Zufall in drei Gruppen ein. Die eine

Gruppe nahm an einer zeitlich begrenzten Psychotherapie teil, die andere Gruppe an einer zeitlich unbegrenzten Psychotherapie, und die dritte Gruppe lief als Therapie mit erfahrenen Laufleitern. Es zeigte sich, dass das Laufen als Therapie ebenso effektiv war wie die beiden psychotherapeutischen Vorgehensweisen. Dieses beeindruckende Ergebnis wird von sehr vielen anderen wissenschaftlichen Studien zu diesem Thema bestätigt. Hier kann ich auf die Literaturanalyse von Reule und Bartmann (2002) verweisen: von 35 überprüften Studien zeigen 29, dass Läuferinnen und Läufer niedrigere Depressionswerte aufweisen als Nichtsportler und dass sich bei Menschen, die mit dem Laufen beginnen, die Depressionswerte senken.

Meine Untersuchungen an jungen Menschen (Bartmann, 1989a; Bartmann, Wolf & Kassing, 1995) konnten ebenfalls belegen: Die Depressionswerte nahmen bei Läuferinnen und Läufern im Gegensatz zur Kontrollgruppe eindeutig und signifikant ab. Da es sich bei dieser Gruppe nicht um depressiv Kranke handelte, erkennen wir die Bedeutung des Laufens für unsere eigenen kleinen „Tiefs". In Situationen, in denen wir, aus welchen Gründen auch immer, traurig und gedrückter Stimmung sind, ist Laufen eine ausgezeichnete Hilfe. Die zahlreichen Zuschriften von Leserinnen und Lesern als Reaktion auf mein Laufbuch bestätigen dies in oft bewegender Weise. Sogar von der Überwindung schwerster depressiver Lebenskrisen wurde mir berichtet.

Zunehmend wird auch von niedergelassenen Psychotherapeuten der langsame Dauerlauf als wichtige ergänzende therapeutische Maßnahme bei Depressionen eingesetzt. Dies zeigen die ermutigenden Erfahrungsberichte verschiedener Verhaltentherapeuten und -therapeutinnen im zweiten Band der „Fortschritte in Lauftherapie" (Bartmann, 2009).

Gerade für depressive Menschen ist es wichtig, langsam zu laufen. Das Laufpensum wie das Tempo müssen so angelegt sein, dass ein Erfolgserlebnis so gewissermaßen vorprogrammiert ist. Wer seinen Depressionen davonlaufen will, muss sich also hinsichtlich seiner Lauffähigkeiten selbstkritisch einschätzen. Es darf auf keinen Fall eine Überforderung (= Misserfolgserlebnis) eintreten. Ein warnendes Beispiel ist der Bericht eines Lesers, der unter Depressionen litt. Er schrieb mir: „Ich machte anfangs den Fehler, dass ich zu schnell lief, um meine Depressionen ‚schnell' verschwinden zu lassen; ich fühlte mich aber nach jedem Lauf k.o. und ziemlich fertig, bis mir ihr Buch in die Hände fiel. Jetzt laufe ich mein Tempo und fühle mich nach jedem Lauf pudelwohl."

Zusammenfassend gilt:
Regelmäßiges Joggen hilft mit großem Erfolg Depressionen zu überwinden..

5.8 Psychosomatische Störungen wegjoggen

Psychosomatische Störungen sind Krankheitsbilder mit sehr unterschiedlichen Erscheinungsformen. Ihr gemeinsames Kennzeichen besteht darin, dass die jeweilige körperliche Erkrankung im Wesentlichen seelische Ursachen hat. Der Satz: „Der Ärger schlägt mir auf den Magen" meint nichts anderes, als dass der Ärger zu ernsten körperlichen Schädigungen führt.

Wir wissen, dass beispielsweise ein Übermaß an Stress zu Bluthochdruck führt. Eine rein medikamentöse Behandlung ist in solchen Fällen unsinnig, vielmehr muss der Stress reduziert oder von dem betroffenen Menschen besser verkraftet werden (vgl. Kap. 5.2). Ständiger Ärger kann die Entstehung eines Magengeschwürs begünstigen, eine psychisch labile Persönlichkeit ist infektionsanfälliger, Angst kann zu Muskelverspannungen oder Impotenz führen usw. Dies sind alles verschiedene Erscheinungsformen psychosomatischer Störungen.

Laufen wirkt auf Körper und Psyche. Schon diese Tatsache lässt einen positiven Einfluss des Joggens auf psychosomatische Störungen erwarten. Tatsächlich konnte ich in meinen o. g. Untersuchungen nachweisen: Das Ausmaß psychosomatischer Störungen – erfasst mit einem Test – nimmt durch das Joggen hochsignifikant ab, und zwar unabhängig vom Geschlecht.

Abbildung 4: *Abnahme psychosomatischer Gestörtheit*

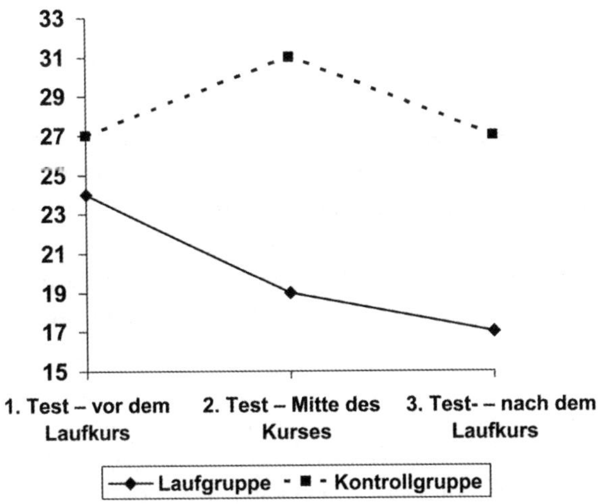

Bei der erwähnten Schülergruppe, die kurz vor dem Staatsexamen stand, wird dieser positive Einfluss des Joggens auf die psychosomatischen Störungen besonders deutlich. Bei der Laufgruppe nahmen die psychosomatischen Störungen ganz erheblich und hochsignifikant ab, bei der Kontrollgruppe hingegen blieben sie insgesamt gleich und nahmen zwischenzeitlich sogar noch zu. Das hängt damit zusammen, dass eben unter psychischer Belastung (hier das Examen) psychosomatische Störungen wie etwa Appetitlosigkeit, Durchfall, Übelkeit, Kreislaufstörungen und auch Schlaflosigkeit stärker werden. Abbildung 4 gibt die entsprechenden Ergebnisse wieder.

Heutzutage wird immer häufiger die Diagnose „psychosomatische Störung" gestellt. Dies hängt zum einen mit der zunehmenden psychischen Belastung des modernen Menschen zusammen, zum anderen damit, dass sich die psychologischen Erkenntnisse innerhalb der Medizin durchsetzen. Inzwischen haben sich zahlreiche Kliniken auf dieses Krankheitsbild spezialisiert. Nach den vorliegenden wissenschaftlichen Erkenntnissen sollte Laufen in diesen Kliniken unbedingt zum Therapieprogramm gehören.

Zusammenfassend gilt:
Joggen hilft psychosomatische Störungen abzubauen.

5.9 Über Abhängigkeiten und „Laufsucht"

Als psychologischer Psychotherapeut mit umfangreicher Erfahrung im Bereich der Suchttherapie und Suchtforschung übe ich häufig Kritik an der Diskussion zum Thema Laufen und Sucht. Die Diskussion bewegt sich zum Teil auf einem absolut unwissenschaftlichen Niveau und wir können eine fatale Begriffsverwirrung beobachten. So sprechen die einen in diesem Zusammenhang recht locker von einer *Laufsucht*, andere hingegen wollen eine *negative Sucht* (z. B. Alkoholismus) durch das Laufen als eine *positive Sucht* ersetzen (Glasser, 1976). Das Wort Sucht kommt nicht – wie viele meinen – von „suchen", sondern von „siech", im Sinne von krank. Eine „positive" Krankheit gibt es nicht, und so gesehen ist der Gedanke, eine negative durch eine positive Sucht zu ersetzen, ein Widerspruch in sich und schon vom Ansatz her falsch.

In einer Untersuchung von Rümmele (1987) bezeichneten sich über die Hälfte der befragten Läufer selbst als laufsüchtig. Das können wir nur als Beleg werten, dass die Betroffenen nicht wussten, wovon sie sprachen. Beschäftigen wir uns kurz mit dem Phänomen einer Sucht, die in der Tat höchst unterschiedliche Erscheinungsbilder hat. Eine Sucht beinhaltet, nach dem bereits im Zusammenhang mit den Depressionen erwähnten ICD (vgl. Kap. 5.7), die Merkmale körperlicher oder seelischer Abhängigkeit von einer Droge. Sie ist u. a. durch ein *Nicht-mehr-aufhören-Können*, durch die typische *Dosissteigerung* wegen der zunehmenden Toleranz gegenüber dem Suchtmittel sowie durch die *Entzugserscheinungen* beim Absetzen der Droge charakterisiert. Sind diese Merkmale beim Joggen wirklich erfüllt?

Es gibt Läuferinnen und Läufer, die immer mehr und immer weiter laufen, bis hin zu den 100-km-Läufen. Dies entspräche vielleicht dem Moment der Dosissteigerung, wobei aber das erwünschte körperliche und seelische Wohlbefinden eher verhindert als gefördert wird. Weiterhin berichten viele Läufer, dass es ihnen nicht so gut gehe, wenn sie nicht laufen. Sie behaupten, unter „Entzugserscheinungen" zu leiden. Wenn wir bedenken, dass ein gemäßigtes Laufen erheblich zum Wohlbefinden beiträgt, ist es aber nicht verwunderlich, dass es uns bei längeren Laufpausen nicht so gut geht. Wie weit die populäre Ideologie hinsichtlich einer vermeintlichen Laufsucht geht, wird aus einer der oben bereits erwähnten Zuschriften deutlich, die mir eine seit Jahren abstinente alkoholkranke Joggerin schrieb: „Ihr Buch gibt mir immer wieder sehr gute Argumentationshilfen im Gespräch mit ‚wohlmeinenden' Freunden und Verwandten, die mich davor warnen, eine Abhängigkeit gegen eine zweite auszutauschen."

Es gibt viele Dinge, die unsere Befindlichkeit positiv beeinflussen. Müssen wir auf sie verzichten, ist logischerweise unsere Stimmung nicht so gut, wie wenn wir sie zur Verfügung hätten. Das hat aber mit Entzugserscheinungen einer wirklichen Sucht herzlich wenig zu tun. Wer einmal einen Alkoholiker in einem Entzugsdelirium gesehen hat, wird nicht mehr so leichtfertig bei einem Jogger von „Sucht" daherreden. Auch die Spekulationen, dass die Ausschüttung von Endorphinen (vgl. Kap. 7.1) durch Ausdauertraining gewissermaßen im Körper eine physiologische Abhängigkeit hervorrufen könnte, gelten als nicht belegt (Stoll, 1997).

Hinsichtlich des Nicht-mehr-aufhören-Könnens scheint es wohl einige Problemläufer zu geben. So weist der berühmte amerikanische Sportwissenschaftler Morgan (1979) darauf hin, dass es Läufer gibt, die nicht mehr auf Warnzeichen des Körpers achten. D. h., solche Läufer ignorieren z. B. Schmerzen in ihrem Bewegungsapparat. Statt vernünftigerweise eine körperliche Störung auszukurieren und dementsprechend mit dem Laufen zu pausieren, schlucken sie schmerzstillende Medikamente oder bedrängen gar ihren Arzt, Kortisonpräparate zu spritzen.

In diesen Extremfällen kommt der Begriff Sucht auch wieder seiner ursprünglichen Bedeutung von „siech" näher. Wer so läuft, dient nicht mehr seiner Gesundheit und seiner seelischen Ausgeglichenheit, sondern betreibt Raubbau an seinem Körper. Daher halte ich auch die Behauptung von Steffny und Pramann, „Laufsucht ist harmlos" (2000, S. 23), für verantwortungslos, leichtfertig und gefährlich.

Nach Morgan gehört ein Läufer bzw. eine Läuferin mit einem Laufpensum von rund 160 km pro Woche zu diesem Personenkreis. Möglicherweise kommen solche Fälle einer Sucht sehr nahe. Ein überzogener Ehrgeiz spielt in aller Regel eine ebenso große Rolle wie eine Verarmung der Persönlichkeit, die keine andere Quelle der Freude hat als das Laufen. Auf den letzten Punkt kommen wir später noch einmal zu sprechen. Mit dem von uns intendierten Gesundheits- und Genusslaufen hat diese Form von „Gewaltläufen" nichts zu tun.

Die wissenschaftliche Forschung belegt ansonsten, dass Laufen durchaus bei der Überwindung von wirklichen Süchten – oder besser Abhängigkeiten – hilfreich sein kann. Diese Hilfsmöglichkeit ergibt sich schon aus den bisher genannten therapeutischen Effekten. Wir haben ja gesehen, dass Joggen in starkem Maße die Psyche positiv beeinflusst und stabilisiert. Es ist logisch, dass so gefestigte Persönlichkeiten eher eine Chance haben, mit einer Abhängigkeit fertig zu werden. Eine Reihe sorgfältiger Untersuchungen bestätigt uns diese therapeutische Hilfe des Laufens, sowohl für den Alkohol- als auch für den Nikotinkonsum. Wir finden sogar Fallberichte über Alkoholkranke, die durch das Laufen ihre Abhängigkeit überwunden haben. Solche erstaunlichen und weitgehenden Effekte ohne weitere Intervention (Behandlung) sind aber eher die Ausnahme. Zutreffender ist die Zuschrift der bereits oben erwähnten alkoholabhängigen Läuferin: „Für mich ist Joggen kein Therapieersatz und auch keine Fortsetzung der Therapie mit anderen Mitteln, aber die beste Möglichkeit, nach einer erfolgreichen Therapie stabil zu bleiben."

Typisch sind Zusammenhänge, wie diese: 150 Läuferinnen wurden von Harris (1981) nach Veränderungen ihrer Gewohnheiten seit dem Beginn des Laufens befragt. Die Antworten zeigten, dass die Läuferinnen, sofern sie nicht schon Nichtraucherinnen waren, ihren Nikotin- und Alkoholkonsum signifikant reduzierten. Das heißt, ohne dass überhaupt eine Reduktion des Gebrauchs dieser Genussgifte geplant war, finden wir eine entsprechende Verhaltensänderung bei den Joggerinnen. Andere Forscher konnten sogar nachweisen, dass je höher bei Laufanfängern das Laufpensum war, sie desto weniger Alkohol konsumierten. All dies passt sehr gut zur insgesamt gesünderen Lebensweise der Läufer, von der wir ja schon gehört haben (vgl. Kap. 3.4).

Viele Läufer, die ich kenne, berichten von ähnlichen Erfahrungen, besonders beim Zigarettenkonsum. In den verschiedensten Laufgruppen bestätigt sich dies immer wieder mit folgenden charakteristischen Äußerungen:

„Mir fällt das Nichtrauchen, seit ich laufe, nicht mehr so schwer."
„Nach dem Laufen schmeckt die Zigarette nicht."
„Das Laufen hat mir geholfen, mit dem Rauchen aufzuhören."

Hirzel und Schippers (1985) haben sogar ein spezielles verhaltenstherapeutisches Programm zur Raucherentwöhnung erstellt, bei dem Laufen eine wesentliche Behandlungsmaßnahme darstellt. Ich selbst habe, als ich noch in einer psychiatrischen Klinik tätig war, jahrelang das Joggen als ergänzende Therapie bei der Behandlung schwerst chronifizierter Alkoholiker mit Erfolg eingesetzt (Bartmann, 1992; 1994).

Dies heißt nicht, dass die Patienten, die laufen, automatisch seltener alkoholrückfällig werden. Dass eine solche Erwartung nicht gerechtfertigt ist, geht auch aus anderen Untersuchungen hervor. Vielmehr ist bei solchen Patienten erkennbar, wie ernsthaft sie bereit sind, sich für ihre eigene Genesung zu engagieren. Beim Laufen wird nicht etwas mit einem „gemacht", sondern man muss selbst etwas tun und entsprechende Mühen auf sich nehmen. Die Alkoholkranken, die dazu bereit sind, verbessern langfristig ihre Erfolgsaussichten erheblich.

Alkoholkranke, die laufen, bekommen ein völlig neues Verhältnis zu ihrem Körper. Haben sie sich bis dahin durch jahrelangen Alkoholmissbrauch physisch misshandelt und schwerst geschädigt, so tun sie nun etwas, um ihren Körper – und natürlich auch ihre Psyche – wieder aufzubauen. Sie bekommen ein neues Körperempfinden und gehen nicht mehr so leichtfertig mit sich und ihrem Körper um.

Dies bestätigen auch die Befunde von Schay, Petzold, Jakob-Krieger und Wagner (2004) bei dem Einsatz des Laufens bei 69 stationär behandelten Drogenabhängigen. Über 80 % gaben dabei an, dass sie das Laufen als Unterstützung auf dem Weg zur Drogenabstinenz bzw. zur Stabilisierung der Abstinenz ansähen. Allerdings fühlten sich auch knapp ein Drittel der Abhängigen durch das Laufen überfordert und gestresst. Letzteres führe ich auf ein möglicherweise zu hohes Lauftempo zurück.

Eine Sonderrolle spielt hier die sogenannte Magersucht (Anorexia nervosa). Es handelt sich um eine Essstörung, bei der die betroffenen Menschen (am häufigsten junge Mädchen und Frauen) absichtlich einen Gewichtsverlust herbeiführen, aus der unbegründeten Furcht heraus, zu dick zu sein oder zu werden. Selbst völlig abgemagerte Magersüchtige fühlen sich immer noch zu dick und leiden an einem völlig gestörten Körperschema. Von einer Magersucht spricht man, wenn der Body Mass Index (BMI) unter dem Wert von 17,5 liegt (Dilling et al., 2000). Errechnet wird dieser Index, indem das Körpergewicht in Kilogramm durch die Körpergröße in Metern zum Quadrat (kg/m^2) geteilt wird.

Da das Gewicht auch durch intensiven Sport reduziert werden kann, stellt sich die Frage, inwieweit das Laufen hier eine negative, suchtfördernde Funktion übernimmt. Fakt ist, dass intensives Laufen, insbesondere mit reduzierter Nahrungsaufnahme gekoppelt, zu Gewichtsverlust führt.

Die Diskussion wird in der Fachwelt noch sehr kontrovers geführt. In von mir angeleiteten Studien konnte ich zeigen, dass in der Tat ein Teil der Magersüchtigen – ca. ein Drittel aller Befragten – läuft, sogar während einer stationären Behandlung. Dennoch lässt sich daraus nicht einfach ein negativer Aspekt des Joggens ableiten. Im schweren Krankheitszustand sind die Betroffenen nämlich zu schwach zum Laufen, und wenn sie auf dem Weg der Besserung oder bereits genesen sind, kann auch für diese Personengruppe das Laufen ein Weg sein, körperliches und seelisches Wohlbefinden wiederherzustellen.

Zusammenfassend gilt:

Kein Gesundheitsläufer muss befürchten, „laufsüchtig“ zu werden. Vielmehr reduziert Joggen in der Regel den Gebrauch von Genussgiften wie Tabak und Alkohol.

6 Fragen, die eigentlich keine Fragen sind

Wir haben in den vorangegangenen Kapiteln die erheblichen positiven Einflüsse des Joggens auf unsere Psyche kennengelernt. In vielen Untersuchungen wurden dabei spezielle soziale Gruppen, wie Frauen, Kinder oder ältere Menschen, angesprochen. Damit erübrigt sich eigentlich die Frage, ob die berichteten psychischen Effekte des Laufens auch für diese Gruppen gelten. Dennoch erscheint ein kurzes Ansprechen dieser Thematik hilfreich, da es hier immer noch mehr Vorurteile gibt, als man sich vorstellt.

6.1 Wenn Frauen laufen

Wir haben eingangs gehört, dass es in den USA schon mehr Joggerinnen als Jogger gibt. Diese enorme Verbreitung des Laufens bei Frauen muss doch seine Gründe haben. Tatsächlich haben wir gesehen, dass alle positiven Einflüsse des Joggens auch bei Frauen gefunden wurden, aber eben nicht nur das. Eine Reihe der angesprochenen positiven Effekte waren bei den Frauen sogar deutlicher als bei den Männern. Dies fanden wir vor allem in den Bereichen Angstabbau und Zunahme des Selbstbewusstseins.

Gerade hinsichtlich der Stärkung des Selbstbewusstseins erweist sich Laufen für Frauen als eine optimale Methode. Vielleicht liegt die besondere Verbesserung des Selbstbewusstseins durch das Laufen bei Frauen darin begründet, dass es ihnen – bedingt durch ihre Sozialisation – zuvor an Selbstbewusstsein etwas stärker mangelte als Männern. Mit jedem Lauf wächst das Zutrauen in die eigene Leistung. Somit stellt das Joggen auch ein Stückchen weiblicher Emanzipation dar. Laufen ist eine Möglichkeit des optimalen Ausdauersports, ohne den Zwängen und Regularien eines Sportvereins – deren Führung häufig in Männerhand liegt – unterworfen zu sein. Frau kann allein oder mit anderen joggen und ist weder an eine Sportstätte noch an bestimmte Zeiten gebunden. Kaum ein Sport lässt sich so günstig in beliebige freie Zeiträume einpassen wie das Laufen.

Das wachsende Selbstbewusstsein von Läuferinnen wird in der Regel schnell von Männern bemerkt, und nicht wenige von ihnen reagieren darauf mit Unsicherheit. Selbstbewusste Frauen sind immer noch vielen Männern suspekt. So ist es denn auch nicht mehr verwunderlich, wenn solche – letztlich selbst unsichere – Männer das Joggen von Frauen ablehnen. Diese Ablehnung verbirgt sich hinter verschiedenen Strategien.

Eine der ersten Methoden ist das Arbeiten mit Schuldgefühlen. Den Frauen wird vorgeworfen, sie vernachlässigten beispielsweise ihre Aufgaben in der Familie und würden egoistisch. Es ist leicht, solche Vorwürfe zu entkräften. Wer läuft, hält sich fit und schafft gerade mehr. Außerdem wäre es nicht hinzunehmen, wenn eine Frau nicht einmal zwei bis drei Stunden pro Woche für sich und ihre Gesundheit erübrigen könnte. Es empfiehlt sich, den Partner darauf hinzuweisen, dass er für sich – natürlich völlig zu recht – ja auch seinen zeitlichen Freiraum beansprucht. Es gibt durchaus einen gesunden Egoismus, der keineswegs beinhaltet, sich rücksichtslos gegenüber seinen Mitmenschen zu verhalten. Vielmehr müssen einige Menschen erst einmal ihren Eigenwert erkennen, so in Abwandlung des Bibelwortes: „Liebe Deinen Nächsten wie Dich selbst" zu: „Liebe Dich selbst wie Deinen Nächsten."

Ein anderer Versuch, wachsendes Selbstbewusstsein durch das Joggen zu verhindern, ist Spott. Viele Läuferinnen wissen von spöttischen Bemerkungen zu berichten, die ihnen Männer beim Laufen zugerufen haben. Gerade Laufanfängerinnen ärgern sich gelegentlich darüber, während die erfahrene und selbstbewusste Joggerin so etwas locker nimmt. Joggerinnen sollten sich daher immer vor Augen führen, dass diese naiven Ansätze, sie zu entmutigen, entweder in der schlichten Dummheit oder eben der Ängstlichkeit solcher Spötter begründet sind.

Funktionieren spöttische Bemerkungen nicht mehr, kann es gelegentlich zu aggressiveren Bemerkungen – besonders über das körperliche Erscheinungsbild – kommen. Interessanterweise gerade von solchen Männern, deren eigene Figur keinen Zweifel daran lässt, dass sie es schon längst nötig hätten, selbst zu laufen. Liebe Läuferinnen, lassen Sie sich von solchen Bemerkungen nicht stören. Ein abschätziger Blick ist bestenfalls alles, was Sie dafür übrig haben sollten. Erlauben Sie auf keinen Fall solchen missgünstigen Menschen so viel Macht über Sie, dass Sie wegen deren dummen Reaktionen den Spaß am Laufen verlieren.

Frauen, die sich verständlicherweise vor doch sehr seltenen tätlichen Angriffen fürchten, rate ich:

Sofern möglich,

- laufen Sie mit einem guten Lauftreff,
- laufen Sie mit einem Partner oder einer Freundin.

Wenn Sie allein laufen,

- laufen Sie tagsüber und nur in hellen Gebieten,
- laufen Sie in belebten Gebieten,
- laufen Sie nicht immer zur gleichen Zeit die gleiche Strecke,

- laufen Sie nur in einer vertrauten Umgebung, wo sie eventuell Hilfs-, Flucht- oder Ausweichmöglichkeiten haben,
- laufen Sie an unübersichtlichen Ecken etwas schneller,
- bewahren Sie sich „Leistungsreserven", um im Bedarfsfall das Tempo erhöhen zu können,
- laufen Sie selbstbewusst und
- teilen Sie Familienangehörigen oder Nachbarn immer mit, wo und wie lange Sie laufen wollen.

Ich hoffe, diese Ratschläge verunsichern jetzt nicht, denn wie gesagt, tätliche Angriffe auf Joggerinnen sind äußerst selten; sie ereignen sich in anderen Lebenssituationen viel häufiger. Es sind lediglich Sicherheitsvorkehrungen, die einzuhalten nicht besonders schwierig ist. Der letzte Hinweis gilt übrigens für jeden, der läuft. So bleibt man auffindbar, wenn man wegen eines umgeknickten Fußes nicht so ohne Weiteres den Heimweg antreten kann.

Es gibt aber noch eine hinterhältige Möglichkeit, der angehenden Joggerin das Laufen zu verleiden. Dies geschieht unter dem Deckmantel der Sorge, die Läuferin könnte durch das Laufen ihre Weiblichkeit verlieren. So musste sich 1954 van Aaken gefallen lassen, dass in der Sportpresse dafür plädiert wurde, ihm die Lizenz als Arzt zu entziehen, weil er als unermüdlicher Kämpfer gegen die Vorurteile weiblichen Langlaufs erreicht hatte, dass erstmals wieder Frauen zum 800-m-Lauf antreten durften (längere Strecken wurden für Frauen erst später zugelassen!). Schon damals, bei der Einführung des 800-m-Laufs für Frauen, wurde vor einer Schädigung des Frauenbildes durch abgehetzte und gequälte Gesichtszüge gewarnt. Van Aaken schreibt hierzu, dass sich der Sportärztebund beschwerte, zu dem 800-m-Lauf der Frauen nicht gehört worden zu sein, und er fährt fort: „Der Präsident betonte, gesundheitliche Schädigungen würden sich bei 800-m-Läuferinnen über kurz oder lang mit Sicherheit einstellen" (van Aaken & Lennartz, 1985, S. 38).

Längere Läufe wurden erst sehr viel später zugelassen. So wurde erst 1984 in Los Angeles der Marathonlauf der Frauen olympisch. Zuvor gab es aber schon Versuche mutiger Frauen, sich gegen männliche Vorurteile durchzusetzen, wie z. B. Kathrine Switzer. Sie wollte 1967 beim Boston Marathon starten. Da Frauen nicht zugelassen waren, meldete sie sich unter K. V. Switzer an. Zunächst verbarg sie ihre Haare unter einem T-Shirt. Als es ihr nach einigen Meilen zu warm wurde und sie ihre Haare zeigte, versuchte der Rennleiter Jock Semple sie am Weiterlaufen zu hindern und ihr die Startnummer abzureißen. Switzer hatte aber mit so etwas gerechnet und sich von ihrem Freund – einem Hammerwerfer – begleiten lassen, der ihr mit einem „Bodycheck" gegen Semple den Weg frei machte (Laue, 2006).

Ein Verlust an Weiblichkeit wurde häufig mit dem Hinweis auf Untersuchungen behauptet, nach denen bei sehr stark trainierenden Marathonläuferinnen die Menstruation ausbleiben kann. Dies kann bei einem regelmäßigen Laufpensum von 100 und mehr Kilometern pro Woche geschehen. Die Menstruation stellt sich wieder ein, wenn die Trainingsintensität reduziert wird. Für unser Genuss- und Gesundheitslaufen – und dazu zählt der Marathonlauf für mich nicht – stellt sich dieses Problem nicht. Im Gegenteil, Frauen, die regelmäßig joggen, stellen meist fest, dass die unangenehmen Begleiterscheinungen ihrer Regel deutlich geringer werden (vgl. auch Kap. 3.4). Wessinghage und Wessinghage (1987) weisen in dem Zusammenhang darauf hin, dass Frauen durch den monatlichen Blutverlust häufig an Eisenmangel leiden. Sie raten deswegen zu regelmäßigen Blutuntersuchungen, um gegebenenfalls den Mangel durch vom Arzt verordnete Eisenpräparate auszugleichen.

Das Ausbleiben der Menstruation trifft außerdem nicht nur hart trainierende Marathonläuferinnen. Auch die so gern als weiblich und anmutig bezeichneten Balletttänzerinnen und Mannequins weisen den etwa gleichen Prozentsatz an Menstruationszyklusstörungen auf. Es wird vermutet, dass beim Marathonlaufen durch das intensive Training und bei Mannequins durch das „Schlankhungern" das Gewicht so weit reduziert wird, dass eine Schwangerschaft für den Körper eine erhebliche zusätzliche Belastung darstellen würde. Das Ausbleiben der Menstruation ist so gesehen ein Schutz vor einer Schwangerschaft. Und da wir gerade bei dem Thema sind: Auch während der Menstruation kann die Joggerin ohne Bedenken weiterlaufen. Entsprechendes gilt für die Wechseljahre (Menopause), deren Belastungen die Läuferin besser verkraftet (Whittingham, 2000).

Wir können getrost auf die umfassenden Untersuchungen zurückgreifen, die zeigen, dass die Läuferinnen eben ein besseres Körpergefühl entwickeln und sich, seit sie laufen, femininer (also weiblicher) und glücklicher fühlen als vorher (Grant, 1989). Dieses positive Gefühl soll sich keine Joggerin nehmen lassen.

Besonders bemerkenswert ist die Arbeit von Löbbert (1990), sie berichtet von einer Läuferin, die während ihrer Schwangerschaft ohne Probleme weiterhin lief, wozu ja auch schon van Aaken geraten hatte. Sie lief sogar noch morgens am Tag der Entbindung (in den letzten Wochen vor der Entbindung aus Sicherheitsgründen aber immer nur in Begleitung ihres Mannes). Während ihre vorherigen beiden Entbindungen sehr schwer verlaufen waren (mit einem Kaiserschnitt), war diese völlig unproblematisch. Das Kind war nicht nur gesund, sondern die Ärzte fanden, dass es ein besonders starkes Herz hatte. Wohlgemerkt, es handelte sich um eine schon vor der Schwangerschaft durchtrainierte Läuferin. Natürlich ist es nicht sinnvoll, während der Schwangerschaft mit dem Laufen zu *beginnen*.

Es sei noch einmal an die Verdienste von van Aaken für den Ausdauerlauf der Frauen (van Aaken & Lennartz, 1987) erinnert. Er hat immer betont, dass Frauen gerade wegen ihrer körperlichen Konstitution für Ausdauersportarten besonders geeignet sind. Nach seinen Worten erholen sich Frauen nach einem langen, anstrengenden Lauf schneller und regenerieren sich besser als Männer. Weiterhin sei das Knochengerüst ihres Beckens besser für das Laufen langer Strecken geeignet als das des Mannes, und sie verfügen außerdem über mehr „aktives" Fett, das bei Bedarf in Kohlehydrate umgewandelt werden kann.

Besonders ärgerlich ist ein Verhalten, das einige Partner von Laufanfängerinnen an den Tag legen. Solche Partner begrüßen überschwänglich den Entschluss ihrer Frau oder Freundin, mit dem Joggen zu beginnen. Sie erklären sich großzügig bereit, als selbsternannte Privattrainer mit der Jogginganfängerin zu laufen. Schon beim ersten gemeinsamen Lauf zeigen sie dann indirekt, wie „sinnlos" der Versuch ihrer Partnerin ist, das Laufen erlernen zu wollen: Sie laufen viel zu schnell, sodass jeder Laufanfänger in den anaeroben Bereich käme und das Tempo nicht beibehalten werden kann. Dann stellen diese angeblichen „Helfer" erstaunt fest, dass für die Partnerin dieses „bisschen Laufen" schon zu viel war. Auch hierbei handelt es sich um nichts anderes als eine Entmutigungsvariante, von der mir leider viel zu häufig berichtet wird.

Läuft die Frau trotzdem mit einem solchen Partner weiter, dann läuft dieser konstant 10 bis 30 Meter vor ihr her. Wohlgemerkt, er läuft *nicht* schneller, denn dann würde er sich so weit von seiner Partnerin entfernen, dass diese Entmutigungstaktik nicht mehr funktioniert. Vielmehr hält er den Abstand, läuft also – nachdem er erst einmal seinen Vorsprung hat – überhaupt nicht schneller als die Frau. Er könnte also durchaus neben ihr laufen und sie ermutigen, *wenn* er wollte. Die Behauptung solcher Männer, sie könnten nicht „so langsam" laufen wie ihre Partnerin, wird durch das Beibehalten des gleichen Vorsprungs als schwachsinnig widerlegt. Ich bezeichne solche Läufer als Macho-Läufer und halte diese Entmutigungsstrategie für die hinterhältigste Variante in diesem Zusammenhang.

Die betroffenen Joggerinnen sollten versuchen, den Partner im klärenden Gespräch zur Korrektur seines Verhaltens zu bewegen. Klappt dies nicht – und damit meine ich das konkrete Verhalten beim Joggen und nicht die immer wiederholten Versprechungen, sich zu bessern –, rate ich dringend davon ab, mit einem solchen Partner weiter zu joggen. Sie suchen sich dann besser eine ebenfalls laufwillige Freundin oder schließen sich einem *gut geführten* Lauftreff an.

Auch hierzu sei ein Beispiel aus meinen Zuschriften erwähnt: Eine Leserin schrieb mir, dass sie vor rund drei Jahren unter Anleitung ihres marathonerfahrenen

Freundes angefangen habe zu laufen. Sie komme aber nicht zu längeren Läufen. Ca. drei Kilometer fühle sie sich wohl. Schlagartig und übergangslos könne sie dann weder sprechen noch zuhören und verfalle in eine Depression und müsse nicht selten gegen das Weinen ankämpfen. Sie breche dann das Laufen ab – und das obwohl ihr das Laufen eigentlich Spaß mache. Ich hatte bei der Zuschrift gleich das Gefühl, dass ihr marathonerfahrener Freund sie zu läuferischen *Leistungen* bringen wollte, was wohl auch ihrer eigenen Intention entsprach. Ich teilte ihr meine Einschätzung mit, mit dem Rat langsamer zu laufen und den Freund nicht als Vorbild zu nehmen. In ihrer Antwort bestätigte sie meine Vermutungen, lief nun vor allem langsamer und überwiegend allein und konnte mit Freude auch eine Stunde laufen.

Zusammenfassend gilt:
Frauen sollten sich durch nichts daran hindern lassen, zur Verbesserung ihrer psychischen Befindlichkeit zu joggen.

6.2 Joggen auch für Kinder?

Bei der Frage, ob Kinder laufen sollten, begegnen wir häufig zwei Extremen. Während die einen eher eine „Schonung" der Kinder propagieren, möchten andere zukünftige Marathonläufer heranzüchten. Wie so oft gilt es hier den goldenen Mittelweg zu finden.

In der Sportwissenschaft hat sich die Beurteilung des Ausdauersports bei Kindern deutlich gewandelt. Glaubte man früher, Kinder seien für Ausdauersport ungeeignet, so weiß man heute, dass Kinder bei altersangepassten Anforderungen ohne besondere Probleme beispielsweise zu einem beachtlichen Laufpensum in der Lage sind. Kinder zeigen einen natürlichen Bewegungsdrang, der sich in vielen bekannten Laufspielen widerspiegelt. Bedeutsame Veränderungen unserer Gesellschaft schränken dieses Bewegungsbedürfnis ein. So etwa die Schule mit ihrem Leistungsdruck, der wiederum zu verstärktem häuslichen „Pauken" führt – alles sitzende und extrem bewegungsarme Tätigkeiten. Hinzu kommt ein verändertes Freizeitverhalten, bei dem das passive Konsumieren wie Fernsehen einen großen Raum einnimmt. In Haushalten mit Kabelanschluss oder Satellitenantenne und einer damit verbundenen erdrückenden Programmvielfalt sehen Kinder im Schnitt täglich zwei Stunden fern. Aber selbst kreative Kinder sitzen neben der Schule zu viel, z. B., um mit ihrem Computer im Internet zu surfen.

Wer nun glaubt, der Schulsport schaffe hier Abhilfe, irrt in aller Regel gewaltig. Ich darf auf meine eigene „sportliche Vorgeschichte" (siehe Kap. 1) verweisen! Der Schulsport dient für gewöhnlich nicht der physischen und psychischen Gesundheit, er ist ein schulisches Leistungsfach. Anleitungen und Hilfestellungen zum Ausdauersport sind selten. So dominieren bei den berüchtigten Bundesjugendspielen an den Schulen die Kurzstreckensprints bis 100 m. Die „Langstrecken" hören oft schon nach 600 m auf, wie meine Frau und ich auch noch im Jahre 1989 bei unserer damals 13-jährigen Tochter erleben mussten, die die 3000 oder 5000 m laufen wollte, aber nicht durfte.

Durch die meines Erachtens unsinnige Notengebung verliert der Schulsport seinen kreativ erholsamen Charakter. Er ist die Fortsetzung des Leistungs- und Konkurrenzkampfes, wie er an den Schulen in den übrigen Fächern praktiziert wird. Wen wundert es da noch, dass nur die wenigsten Kinder den Schulsport mit Spaß und Freude verbinden? Die Notengebung im Schulsport verprellt gerade die Schülerinnen und Schüler, die der Bewegung besonders bedürfen, weil sie z.B. zu dick, zu steif oder zu unterentwickelt sind. Diese Kinder haben kaum eine Chance, eine gute, also motivierende Note zu erhalten, und werden im Gegenteil durch die Benotung systematisch frustriert. Kein Wunder also, dass bei diesem pädagogischen Missgriff solche Kinder alles, was mit Sport zu tun hat, mit negativen Gefühlen besetzen.

Diese verständlicherweise enttäuschten Kinder überhaupt zum Laufen zu bringen, ist sehr schwer. Deswegen ist in solchen Fällen von den Eltern ein besonderes Augenmaß erforderlich. Das heißt: motivieren, aber nicht antreiben. Es muss auch nicht unbedingt das Laufen sein. Andere Ausdauersportarten wie Radfahren oder Schwimmen sind selbstverständlich ähnlich hilfreich. Am besten, Eltern und Kinder joggen gemeinsam.

Ein Schulvertreter behauptete in einer der Zuschriften, die ich zu dieser Thematik erhielt, die Noten seien nun mal der einzige Weg, dicke oder steife oder sonst unmotivierte Kinder zur sportlichen Betätigung zu bringen. Außerdem sei der Sportunterricht immer noch das beliebteste Fach an der Schule. Diese Argumentation vermag mich nicht zu überzeugen, denn ich erwarte von jemandem, der sich Pädagoge nennt, dass er auch ohne Notendruck motivieren kann. Und was die „Beliebtheit" des Faches Sport angeht, so ist eine solche Feststellung nur dann aussagekräftig, wenn man weiß, wie „beliebt" die anderen Fächer sind! Außerdem führt die Demotivation durch Notendruck gerade bei den Kindern, die den Gesundheitssport dringend nötig hätten, zu einem Vermeidungsverhalten. So wird z. B. ein ärztliches Attest vorgelegt, mithilfe dessen sie sich dann dem Sportunterricht vollständig entziehen können.

Dass es auch anders gehen kann, zeigt die Arbeit von Schieb (2002) mit seinem „Super-Joggi"-Programm. Hier werden Kinder im Grundschulalter zumindest in den ersten beiden Phasen des Programms systematisch zu längeren Läufen hingeführt. In der dritten – m. E. überflüssigen – Phase bricht dann wieder das Ziel durch, längere Strecken in immer kürzerer Zeit zu laufen. Ein ähnliches Programm stellt Schmitt (2004) für Kinder mit einem Förderungsbedarf im Bereich der sozialen und emotionalen Entwicklung vor.

Natürlich sehe ich auch die Notwendigkeit der Förderung sportlich begabter Schülerinnen und Schüler. Es besteht aber die Möglichkeit zwischen Gesundheitssport und Leistungssport – in sogenannten Leistungskursen – zu differenzieren. Gesundheitssport ist die kostengünstigste gesundheitliche (in körperlicher wie in psychischer Hinsicht) *Primär*prävention!

Dass es auch anders geht, zeigt die Durchführung eines Joggingkurses in der vierten Klasse einer Grundschule (Sonntag & Bartmann, 2007). 21 Kinder waren mit Begeisterung dabei und verbesserten signifikant ihr Arbeits- und Leistungsverhalten. Gerade die sportlich Leistungsschwächeren zeigten nach dem Joggingkurs die umfassendsten Verbesserungen. Diese Studie zeigt außerdem, dass auch die Lehrer von einem solchen Ausdauersport profitieren, denn der Unterricht fällt bei erhöhter Leistungsfähigkeit natürlich leichter. Auf diesen Sachverhalt wies schon eine frühere Arbeit von Bass (1985) hin. Sie hatte an einer kleinen Gruppe lernbehinderter Kinder herausgefunden, dass Dauerlauf die Aufnahmefähigkeit verbesserte und bei einigen Kindern zu einer besseren Kontrolle impulsiven Unterrichtsverhaltens führte.

Auch die bereits oben genannte Arbeit von Karg et al. (2009) mit lernbehinderten Kindern zeigte eine Zunahme an Hilfsbereitschaft, verbessertem Konfliktverhalten und erhöhter Zusammenarbeit.

In einer Untersuchung von Bässler (1988) über Ausdauerlauf und Wohlbefinden bei Schülern kommt der Autor zu dem Ergebnis, „... dass Laufen eine besondere Berücksichtigung im Unterrichtsgegenstand Leibesübungen (Sportunterricht) finden sollte" (S. 341). Unter diesem Gesichtspunkt ist das von Schieb (2002) veröffentlichte Unterrichtsprogramm „Super-Joggi" zum stufenweisen Erlernen des Dauerlaufs bei Grundschulkindern eine ermutigende Anregung für Lehrer. Hier werden Kinder auch angeleitet, „ihr" individuelles Tempo für den langsamen Dauerlauf zu finden.

Wir haben in den vorangegangenen Kapiteln bereits mehrfach gehört, dass Kinder durch das Laufen Verbesserungen ihrer psychischen Befindlichkeit erreichen.

Hierzu gehören die Zunahme an interner Kontrolle bei Sechs- bis Vierzehnjährigen durch Sport (vgl. Kap. 4.3), die Verbesserung von Intelligenzleistungen bei minderbegabten Jugendlichen (vgl. Kap. 5.4) sowie die Stärkung des Selbstwertgefühls (vgl. Kap. 5.5). Gerade dieser letzte Punkt ist für die im üblichen Sportunterricht meines Erachtens benachteiligten Kinder von besonderer Bedeutung. Es gilt als gesichert, dass selbstbewusste Kinder weniger Gefahr laufen, Drogen zu nehmen, als selbstunsichere Kinder. So stellen regelmäßiger Sport und der langsame Dauerlauf wichtige Drogenpräventionsmaßnahmen dar.

Selbst bei hyperaktiven Kindern scheint das Laufen therapeutisch wirksam zu sein. In einer kleinen Pilotstudie mit sieben Kindern im Alter von acht bis dreizehn Jahren zeigte Springer (2002), dass ein systematisches Lauftraining das Ausmaß der Hyperaktivität deutlich reduziert. Zwei Kinder, die für eine medikamentöse Behandlung vorgesehen war, konnten ganz auf die Stimulantia verzichten. Zwei Kinder setzten nach drei Wochen das Medikament ab. Bereits in der dritten Woche zeigten alle Kinder bessere Schulnoten, und zwei versetzungsgefährdete Kinder erreichten ihre Versetzung. Den gleichen Effekt hatte die oben genannte Studie von Bass schon 1985 nachgewiesen.

Neben der Bewegungsarmut bei Kindern (die immer häufiger übergewichtig sind) gibt es aber auch ein Überziehen sportlicher Aktivitäten von Kindern. Deswegen halte ich absolut nichts davon, Kinder-Marathonläufe zu propagieren, wie es van Aaken getan hat. Hier sehe ich bei einigen ehrgeizigen Eltern die Gefahr, dass sie nicht mehr den Spaß am Joggen betonen, sondern ihre eigenen unerfüllten Leistungswünsche auf ihre Kinder abwälzen. In der Psychologie nennt man eine solche Erfüllung von Wünschen der Eltern durch ihre Kinder Projektion.

Entsprechende Negativbeispiele gingen durch die Presse. 2006 soll der viereinhalbjährige Budhia Singh in Indien 65 Kilometer in rund sieben Stunden gelaufen sein (Mainpost, 2006). Lauc (2006) bemerkt dazu: „Als der Junge von Polizisten gegen den Willen seines ‚Trainers' [Anmerkung: Das war der Vater des Jungen!] zur Kontrolle in ein Krankenhaus gebrachte wurde, stellte man dort Unterernährung, Bluthochdruck und Herzprobleme fest" (S. 110).

Das ist nicht nur grober Unfug, sondern unverantwortlich und in meinen Augen Kindesmisshandlung. Freude und damit auch die wichtigen positiven psychischen Effekte des Laufens bleiben bei jeder Leistungsüberforderung „auf der Strecke". Genau das wollen wir aber nicht. Unser Ziel ist natürlich auch bei Kindern: Joggen zur psychischen und physischen Gesundheit.

Zusammenfassend gilt:
Joggen ist für Kinder eine ausgezeichnete Methode, den natürlichen Bewegungsdrang zur Verbesserung der psychischen Befindlichkeit zu nutzen.

6.3 Laufen bringt Schwung ins Alter

In dem bereits mehrfach erwähnten Buch von Laue (2006) finden sich bemerkenswerte Hinweise auf Ausdauerleistungen im hohen Alter. Danach lief der älteste Marathonläufer, Dimitrion Iordanidis, mit 98 Jahren 1976 den Marathon in Athen in 7:33 Stunden. Und im April 2002 lief die 90-jährige Wood-Allen den London-Marathon in 11:34 Stunden. Als 87-Jährige hatte sie lediglich 7:14 Stunden benötigt.

Leider gibt es noch viele angebliche Fachleute, die im Rückgriff auf schulmedizinisches Denken eine Schonhaltung propagieren. Immer wieder gehen Stellungnahmen von Medizinern durch die Tagespresse, die vor Sport im Alter warnen und die bewundernswerte Aktivität von älteren Langläufern abwerten. Solchen Joggern wird gar unterstellt, sie akzeptierten ihr Alter nicht und das Laufen wäre ein verzweifelter Versuch der verlorenen Jugend nachzurennen. Medizinern, die so daherreden, spreche ich die Qualifikation ab, sich zum Thema überhaupt kompetent äußern zu können.

„Wer rastet, der rostet", lautet hingegen die einfache, aber präzise Volksweisheit. Schließlich haben wir erfahren, dass Ausdauersportler nicht nur länger leben, sondern sich auch einer besseren Gesundheit als ihre nichtsportlichen Altersgenossen erfreuen. Natürlich kann ein bis zum Rentenalter inaktiver Mensch nicht von einem Tag auf den anderen sportliche Höchstleistungen erbringen wollen. Andererseits konnte Conzelmann (1988) an leistungsorientierten älteren Langstreckenläufern zeigen, dass ein gesunder sechzigjähriger Erwachsener, der seit etwa zehn Jahren ein regelmäßiges Ausdauertraining absolviert, zu besseren Leistungen fähig ist, als er es mit zwanzig Jahren als Nichtsportler war. Anders ausgedrückt: Zumindest bis zum 60. Lebensjahr kommt dem Einfluss des Trainings eine größere Bedeutung zu als den biologischen Alterungsprozessen. Aber um „Leistungen" geht es uns ohnehin nicht; wir wollen joggen, weil es auch im Alter gut tut – ganz ohne Leistungsdruck.

Sicherlich gibt es sinnvolle gesundheitliche Vorsichtsmaßnahmen, auf die wir später noch zu sprechen kommen. Hierzu gehört natürlich eine ärztliche Untersuchung und Beratung. Beides sollte umso intensiver sein, je älter der Jogginganfänger ist und je inaktiver er vorher war. Es darf aber kein Arzt sein, der bezüglich Laufen, speziell im Alter, Vorurteile hat und möglicherweise noch Anhänger der Schonungsideologie ist. Adressen vorurteilsfreier Ärzte kann man von der „Arbeitsgemeinschaft langlaufender Ärzte" erhalten.

Im Übrigen entwickeln sich die erheblichen psychischen Verbesserungen durch das Laufen, von denen wir schon gehört haben, natürlich in vollem Umfang auch bei älteren Menschen. Insbesondere weisen ältere Läufer eine größere Lebenszufriedenheit auf als gleichaltrige Nichtläufer. Sie haben mehr Freundschaften mit jüngeren Menschen, was wir als Zeichen werten können, dass diese Jogger geistig jung geblieben sind.

Altersabbauerscheinungen sind umso gravierender, je inaktiver ein Mensch ist. Joggen hält den Blutdruck auch im Alter auf einem günstig niedrigen Niveau. Selbst die Sexualdrüsen zeigen nicht das bei Nichtläufern zu findende, stärkere Nachlassen ihrer Funktion. Sehnen, Gelenken und Bändern können wir im Alter natürlich nicht mehr solche Belastungen zumuten wie im Jugendalter. Die Elastizität der Wirbelsäule lässt nach, der Brustkorb wird starrer. Aber den Tribut, den das Alter vom Menschen fordert, ist beim Jogger unvergleichlich niedriger als beim rastenden und damit rostenden Rentner.

Es ist keine Frage, dass genussvolles Joggen dem älteren Menschen nicht nur eine unschätzbare Hilfe dabei ist, das Erleben des Alterns zu verarbeiten, sondern im Gegenteil auch das Alter zu genießen.

Zusammenfassend gilt:
Für ältere Menschen ist das Joggen eine ausgezeichnete Methode, physische und psychische Gesundheit zu erhalten.

7 Wie Joggen die Psyche verändert

Wir haben in den vorhergehenden Kapiteln erfahren, dass Laufen zu erheblichen positiven Veränderungen im psychischen Befinden führt. Nun wollen wir uns mit den Hypothesen beschäftigen, die versuchen, diese Effekte zu erklären. Sie lassen sich in zwei Hauptkategorien einteilen; einmal die physiologischen (= die körperlichen Vorgänge betreffenden) Hypothesen und zum anderen die psychologischen (= die psychischen Vorgänge betreffenden) Erklärungsansätze. Mit beiden wollen wir uns beschäftigen.

7.1 Physiologische Erklärungen

Es ist plausibel, dass durch das Laufen eine *allgemeine Aktivierung* des Organismus erreicht wird, die sich unmittelbar auf die Psyche auswirkt. Umgekehrt wissen wir auch, dass sich körperliche Erkrankungen negativ auf unser seelisches Wohlbefinden auswirken. Joggen führt in aller Regel zu erheblich verbessertem körperlichen Befinden und beeinflusst so unsere Stimmung günstig. Es scheint jedoch fraglich, ob sich die differenzierten positiven psychischen Veränderungen *allein* durch diese generelle Aktivierung erklären lassen.

Als bedeutsam wurde eine Weile – und zum Teil immer noch – die *Endorphin- und Katecholaminhypothese* angesehen. Körperliche Anstrengungen führen zur Erhöhung der Endorphine und Katecholamine in unserem Körper und diese sollen für die angenehmen psychischen Zustände verantwortlich sein. Hierzu führt Demling (1986) aus:

> Die Endorphinwirkung besteht in Euphorisierung, Minderung der Atmung und Ruhigstellung der Verdauungsorgane ... Therapeutisch in Rückenmarks- und Gehirnflüssigkeit injiziert, erzeugen ß-Endorphine tagelang anhaltende euphorisierende Erregungszustände. (S. 64)

Die *Endorphine* zählen zu den Peptiden, die als körpereigene oder endogene Opiate bezeichnet werden. Sie gleichen in der psychischen Wirkung dem Morphin. Das ß-Endorphin wird auch dafür verantwortlich gemacht, dass es zu dem sogenannten „Runners High" kommt, wenn man sehr lange läuft. Mit dem Runners High wird ein gleichsam rauschähnlicher, euphorischer Zustand beschrieben, von dem einige Marathonläufer schwärmen.

Auch dieser Ansatz kann meines Erachtens nicht ganz überzeugen. Zum einen kommen die ausgedehnten Laufpensen, die als nötig angesehen werden, um diese

Endorphinausschüttung zu bewirken, beim Gesundheitsjoggen, dessen positive Effekte ja belegt sind, kaum vor. Zum anderen bleiben die absoluten Mengen des ß-Endorphins insgesamt so gering, dass es schon methodisch schwierig ist, ihr Vorhandensein zu messen. Ein Gesundheitsjogger wird sich nicht, wie es in der Laufliteratur beschrieben wird, morgens mit 15 Kilometern „einlaufen", um dann am Nachmittag mit 30 weiteren Kilometern den Zustand des „High" zu erreichen. Außerdem geht es uns nicht um kurzfristige und vorübergehende Hochgefühle, sondern um eine langfristige Verbesserung und Stabilisierung unserer Psyche. Eine kurzfristig erhöhte Endorphinausschüttung gibt es auch bei psychischem Stress (z. B. vor dem Start eines Volkslaufs!).

In einer sehr ausführlichen und kritischen Sichtung der Literatur zu den Endorphinen kommt Stoll (1997) zu dem Schluss, dass die Endorphin-Theorie als Erklärungsmodell für euphorische Stimmungsveränderungen durch Sport „als nicht adäquat" erscheint.

Die *Katecholamine* Adrenalin, Noradrenalin und Dopamin heben ebenfalls die Stimmung. Es wird angenommen, dass Depressionen mit einem Mangel an Katecholaminen oder ihren Stoffwechselprodukten wie Norepinephrin, Dopamin und Serotonin verbunden sind. Somit würden sich die durch das Laufen erhöhten Katecholamine depressionssenkend auswirken. Den depressionssenkenden Effekt des Joggens haben wir ja in Kapitel 5.7 ausführlich kennengelernt.

Eine weitere, vielleicht etwas spekulative, aber sicherlich reizvolle Hypothese geht davon aus, dass Natrium, Bestandteil des Kochsalzes und in allen Körperflüssigkeiten enthalten, die „fröhlich machenden körpereigenen Opiate" (Demling, 1986, S. 65) blockiert. Eine Minderung der Natriumkonzentration in den Körperflüssigkeiten müsste demnach eine euphorisierende Wirkung haben, eine Erscheinung, die nach der Aufnahme von großen Mengen salzarmer Flüssigkeit beobachtet werden kann. Der Verlust von Natrium beim schwitzenden Läufer ist offensichtlich. Vielleicht lässt sich so auch erklären, dass es Menschen, die traurig sind, wieder etwas besser geht, wenn sie geweint haben – womit ich aber nicht behaupten will, dass der, der nicht läuft, weinen muss, um froh zu werden!

Sicherlich „funktioniert" ein trainierter Körper besser und schneller als ein inaktiver Organismus. Zudem ist es keine Frage, dass allen psychischen Vorgängen letztlich körperliche Prozesse zugrunde liegen. Viele dieser Vorgänge sind jedoch weitgehend unbekannt, sodass die hier skizzierten physiologischen Erklärungsansätze noch unbefriedigend sind und zumindest nicht als alleinige Erklärungen ausreichen. Somit liegt es nahe, sich mit den besser erforschten psychischen Wirkmechanismen des Wohlbefindens durch Laufen auseinanderzusetzen.

Zusammenfassend gilt:
Die Aktivierungs-, Endorphin- und Katecholaminhypothesen erklären Teilaspekte der Joggingeffekte, reichen aber derzeit als alleinige Erklärungen nicht aus.

7.2 Psychologische Erklärungen

Bei den psychologischen theoretischen Überlegungen über die therapeutischen Effekte des Laufens standen meist nur Einzelaspekte im Vordergrund. Diese Einzelaspekte, soweit sie wissenschaftlich begründet sind, habe ich zu einem theoretischen Gesamtrahmen – den für mich die Verhaltenstherapie und Verhaltensmodifikation darstellt – zusammengefasst (Bartmann, 1989a; 1989b).

Die Verhaltenstherapie ist eine wissenschaftlich belegte, effektive psychotherapeutische Methode zur Behandlung körperlicher (z.B. Bluthochdruck) oder seelischer (z.B. Angst) Störungen. Sie orientiert sich dabei an dem aktuellen Denken, Fühlen, den Reaktionen des Organismus und dem Handeln des Menschen und „wühlt" nicht mit spekulativen Vorstellungen von Wünschen, Trieben oder Motiven in Patienten herum. Sie greift vielmehr bevorzugt auf die wissenschaftlichen Erkenntnisse der modernen Psychologie, insbesondere der Lern-, Sozial- und experimentellen Psychologie zurück.

Beim Laufen finden wir nun eine Vielzahl empirisch gesicherter verhaltenstherapeutischer Einzelaspekte wieder, mit denen wir uns im Folgenden beschäftigen wollen. Gehen wir einmal systematisch durch, was sich auf dem Weg eines (noch) nicht laufenden Menschen zum Jogger bzw. zur Joggerin abspielt:

Da ist zunächst einmal der bewusste Entschluss zu joggen. Beginnt jemand mit dem Laufen, weil er etwas für seine körperliche oder seelische Gesundheit tun will, übernimmt er Verantwortung für sich und gewinnt damit *Handlungskompetenz* für seine Gesundheit. Er hat erkannt, dass er durch sein Verhalten selbstverantwortlich sein körperlich-seelisches Wohlbefinden erreichen oder zumindest wesentlich beeinflussen kann. Mit der Akzeptanz, selbst etwas für sich tun zu können, hat er sein Denken (= Kognitionen) verändert oder umstrukturiert. Dementsprechend wird in der Verhaltenstherapie diese wichtige Veränderung des Denkens als *kognitive Umstrukturierung* bezeichnet.

Der betreffende Mensch ist nicht mehr ein Objekt, *mit dem etwas geschieht* – sei es durch einen Arzt oder durch die sogenannten „Umstände". Vielmehr ist er durch sein verändertes Denken innerlich wieder zu einem eigenverantwortlichen und selbstbestimmenden, *aktiv handelnden* Subjekt geworden.

Wichtig ist im nächsten Schritt, dass dieser Entschluss zu laufen auch in die Tat umgesetzt wird. Wie wir gesehen haben, nimmt die Eigenverantwortlichkeit dann insgesamt erstaunliche Ausmaße an, wie beispielsweise in der Zunahme interner Kontrolle oder in der Verringerung des Alkohol- oder Tabakkonsums. In ihrer bekannten Untersuchung sprechen Greist et al. (1978) in diesem Zusammenhang von „Mastery", was hier so viel wie Selbstbeherrschung bedeutet.

Bei der Umsetzung der Entscheidung zu joggen – zum Teil wohl auch schon bei der Reifung des Entschlusses – spielen Vorbilder eine Rolle. Wenn jemand beobachten kann, wie ein Bekannter durch regelmäßiges Joggen überflüssige Pfunde verliert, körperlich fit wird und psychisch besser zurechtkommt, dann hat er ein Vorbild. Auch ein berühmter Läufer kann ein solches Vorbild sein. Kommt jemand mithilfe eines solchen Vorbildes zum Laufen, wirkt bei ihm das Prinzip des *Imitationslernens* (= Lernen durch Nachahmung), wie es verschiedentlich in der Verhaltenstherapie eingesetzt wird. So hat sich beispielsweise an der Fachhochschule Würzburg die Zahl der joggenden Studentinnen und Studenten im Studiengang Soziale Arbeit rund verdreifacht (Ziegler, 1999), seitdem ich dort lehre und so als mögliches Vorbild – hoffentlich nicht nur hinsichtlich des Joggens – wirke.

Die konkrete Umsetzung des Entschlusses zu laufen, fällt uns dann aber trotz guter Vorsätze und Vorbilder nicht ganz so leicht. Hier kann ein kleiner Trick etwas helfen: Wenn wir uns verbindlich mit Freunden oder Bekannten zum Laufen verabreden, gehen wir eine Verpflichtung ein. *Verbindlich* verabreden heißt dabei z. B.: „Morgen um 18.00 Uhr treffen wir uns am Sportplatz zum Laufen", und nicht etwa: „Wir können ja mal zusammen laufen!" Absprachen letzterer Art sind wertlos. Wenn wir etwas auf uns halten, kommen wir nicht umhin, eindeutig abgesprochene Termine auch einzuhalten – selbst wenn wir in der konkreten Situation eigentlich keine Lust zum Joggen haben. Wir haben uns mit der Absprache selbst die Möglichkeit genommen zu „kneifen". In der Verhaltenstherapie spielen solche Vorgehensweisen eine wichtige Rolle und werden als *Eigensteuerungstechniken* oder *Selbstkontrolle* bezeichnet. Eine andere Möglichkeit solcher Selbstkontrolle besteht darin, überall herumzuerzählen, dass man jetzt regelmäßig läuft. Auch damit setzen wir uns etwas unter Druck, tatsächlich zu laufen, denn wer von uns will sich schon als Großmaul erweisen und blamieren!

Wer schließlich wie ich mit dem Bewusstsein, nicht laufen zu können, das Joggen beginnt, hat verständliche Angst, dass er es doch nicht schafft. Hat man nicht oft genug die Erfahrung gemacht, dass einem schon früher die Schulkameraden davonliefen? Und stellen sich nicht nach wenigen Metern die gefürchteten Seitenstiche ein? Ist es wirklich für mich möglich zu lernen, über einen längeren Zeitraum zu joggen?

Um diese Ängste zu beherrschen, müssen drei Bedingungen erfüllt sein:

- Das Laufprogramm muss stimmen,
- das Jogging-Tempo muss stimmen und
- gute Laufschuhe müssen vorhanden sein.

Wir kommen auf diese Punkte später noch ausführlich zu sprechen. Sie müssen aber erfüllt sein, wenn das Folgende gelten soll. Wollen wir unsere allzu menschliche Versagensangst vor dem Joggen verlieren, müssen wir den Leistungsehrgeiz ablegen und unser Anspruchsniveau auf unsere Laufanfängerfähigkeiten herunterschrauben. Wer (noch) nicht laufen kann, für den ist beispielsweise ein Wechsel von zwei Minuten Laufen und drei Minuten Gehen sehr viel. Wir dürfen unsere „Leistungslatte" nicht so hoch legen, dass die Gefahr besteht, sie nicht zu erreichen. Im Gegenteil! Unser jeweiliges Laufpensum muss so gestaltet sein, dass wir – allerdings schon mit Anstrengung – unser Ziel *immer* erreichen.

Durch das angepasste und damit erreichte Laufpensum verliert der Laufanfänger seine Versagensängste. Es ist schon ein tolles Gefühl, etwas zu schaffen, was man sich eigentlich nicht zugetraut hat, und wenn es auch vielleicht erst zwei Minuten ununterbrochenen Laufens sind.

Bestand zunächst vor diesen zwei Minuten eine beachtliche Angst, so „wissen" Läuferin und Läufer beim nächsten Joggingtermin, dass sie vor diesen zwei Minuten keine Angst mehr zu haben brauchen. Die Schwelle, ab wie viel Minuten ununterbrochenen Joggens Ängste aufkommen, ist erhöht auf drei oder vier Minuten. So „hangeln" sich die Laufneulinge von Termin zu Termin zu immer längeren Dauerlaufen. Das heißt, sie reagieren von Lauf zu Lauf immer weniger ängstlich und werden letztlich unempfindlich gegenüber dieser Angst. Dieses Heranführen an angstbesetzte Handlungen und ihre allmähliche Überwindung nennt man in der Verhaltenstherapie *Desensibilisierung*, eine der bekannten und effektiven verhaltenstherapeutischen Vorgehensweisen.

Danach passiert etwas Faszinierendes: Dieser Angstabbau wirkt nun nicht nur bezüglich der anfänglichen Laufangst. Die Erfahrung, dass sich die bestehende Angst vor dem Laufen als unbegründet erwiesen hat, ermutigt die meisten Menschen auszuprobieren, ob nicht auch andere Ängste – die mit dem Laufen überhaupt nichts zu tun haben – ebenso unbegründet sind. Sie packen Probleme an, die sie bis dahin vermieden haben (Fachleute sprechen hier vom aktiven Vermeidungsverhalten), – und bekommen sie in den Griff. Dieses Phänomen kennen erfahrene Psychotherapeutinnen und -therapeuten als *Generalisierungseffekt*, eine wichtige Lerngesetzmäßigkeit. Die Wirkung dieses Generalisierungseffektes wird gelegentlich in Frage gestellt, ist aber (vgl. Kap. 5.6) umfassend durch Studien belegt. Lediglich bei Ängsten ganz besonders schwerer Art mag die positive Erfahrung nicht das oben genannte aktive Vermeidungsverhalten abzustellen – womit dann auch die Angst bestehen bleibt.

Durch ein unserem Leistungsvermögen angepasstes läuferisches Anspruchsniveau achten wir darauf, dass es ein gewissermaßen vorprogrammiertes Erfolgserlebnis gibt. Dieses Erfolgserlebnis ist die Belohnung für die geleistete Mühe. Die Mehrzahl – wenn nicht gar alle – unserer Tätigkeiten, die wir beibehalten, werden durch Belohnungen verstärkt. In der Verhaltenstherapie wird dieses, für alle Menschen geltende, wichtige Prinzip als *operante Verstärkung* bezeichnet. Dabei kann diese Belohnung nicht nur von innen her kommen (= intrinsische Verstärkung), wie unser dargestelltes Erfolgserlebnis, sondern auch von außen her (= extrinsische Verstärkung), z. B. durch Lob oder Bewunderung unseres Laufbemühens. In vielen Fällen wirken beide Mechanismen gemeinsam. Unabhängig von extrinsischer Belohnung sollten wir immer darauf achten, dass eine intrinsische Belohnung besteht.

Während des Laufens sind wir so mit unserer Körperarbeit beschäftigt, dass wir überhaupt keine Zeit haben, über unsere Laufangst nachzudenken. Die neue Betätigung fordert unsere volle Aufmerksamkeit. Nachdem wir erst einmal gelernt haben, längere Strecken zu laufen und uns nicht mehr so auf den Bewegungsablauf konzentrieren müssen, können wir beim Joggen die Natur wahrnehmen und genießen. Wir entfernen uns so von unseren Gedanken, die uns bis dahin beschäftigten – es sei denn, wir wollen ihnen bewusst nachgehen. Es entwickelt sich allmählich das, was man meditatives Laufen nennt. Ärgerliche Gedanken verfliegen und geben uns frei, da wir immer nur einen Inhalt in unserem Bewusstsein haben können. Wir erkennen in diesem Vorgang das verhaltenstherapeutische Prinzip des *Gedankenstopps* wieder. Auch dieser Vorgang trägt dazu bei, täglichen Stress ab- und Wohlbefinden aufzubauen. Viele der bereits erwähnten Zuschriften betonen die Bedeutung dieses „Freiwerdens" des Kopfes, das häufig zu kreativen Lösungen von Problemen führt, die wegen festgefahrener Denkschemata vorher unlösbar schienen.

Mit zunehmender Lauferfahrung entwickeln Joggerinnen und Jogger ein neues Körpergefühl, eine zunehmend sensiblere Körperwahrnehmung. Wir spüren unsere Muskeln, Bänder, Gelenke, unseren Puls sowie unsere Atmung während und nach einem Lauf deutlicher. Wie schon der Laufforscher Buffone (1984) ganz richtig bemerkte, entwickeln Läufer durch die Rückmeldung ihrer Körperempfindungen beim Joggen zumindest in Teilbereichen Fähigkeiten, wie sie in der Verhaltenstherapie mit *Biofeedback-Verfahren* (= biologische Rückmeldungsverfahren) vermittelt werden. Biofeedback-Verfahren können beispielsweise über die Veränderung eines akustischen Signals, etwa der Höhe eines Tones, eine Rückmeldung über den Grad der Entspannung einer Person geben. Durch dieses Signal kann ein Mensch, der sonst Schwierigkeiten hat sich zu entspannen, genau dies lernen: sich zu entspannen. Beim Laufen entwickelt der Jogger analog ein Gefühl, was er sich zutrauen kann und wo er seinen Körper überfordert. Er lernt – ohne Geräte – auf seinen Körper zu „hören".

An der jeweiligen Jogging-Leistung lässt sich nichts herumdeuteln. Dieser simpel anmutende Sachverhalt hat ganz erhebliche therapeutische Bedeutung. Die psychologische Forschung hat gezeigt, dass depressive Menschen dazu tendieren, Erfolge ihres Bemühens anderen Menschen oder den „günstigen Umständen" zuzuschreiben. Für erlebte Misserfolge hingegen machen sie sich selbst verantwortlich, sogar dann, wenn das offensichtlich falsch ist. Es gibt auch Fälle, in denen die Betroffenen überhaupt keinen Zusammenhang zwischen dem, was sie tun, und dem, was sie erleben, sehen. In jedem Fall ist es solchen Menschen durch ihre Selbstbewertung unmöglich, zu irgendeinem Erfolgserlebnis zu kommen. Es handelt sich um eine falsche Zuordnung von eigenem Verhalten und den Konsequenzen, also um *Fehlattribuierungen* in der Sprache der Verhaltenstherapeuten. Menschen mit solchen Fehlattribuierungen bekommen ein Gefühl der Ohnmacht und Hilflosigkeit und werden zwangsläufig depressiv.

Therapeutisch ist es notwendig, diese Fehlattribuierungen zu verändern, das heißt, dem Depressiven klarzumachen, dass *seine* Verhaltensweisen durchaus positive Konsequenzen haben können. Normalerweise geschieht dies in intensiven Gesprächen durch geschulte Verhaltenstherapeuten. Das Laufen erreicht diese Attribuierungsveränderung auf nicht sprachlichem Weg. Es gibt keine Möglichkeit, für die erbrachte Jogging-Leistung andere Menschen oder günstige Umstände verantwortlich zu machen. So kommt auch der depressive Mensch nicht umhin, seinen Lauf als seine ureigenste Leistung anzuerkennen. Er wird gewissermaßen zur Änderung seiner Fehlzuschreibungen hin zur richtigen Ursachenattribuierung gezwungen. Dies erklärt mit die depressionssenkende Wirkung des Laufens.

Besonders günstig ist dieser Effekt veränderter Attribuierungen, wenn das Joggen in einer Gruppe erlernt wird. Der Gruppenlauf nimmt die Gefahr, die eigene Leistung mit solchen Überlegungen abzuwerten wie z. B.: „Was sind schon zehn Minuten Laufen; andere laufen spielend zwanzig Kilometer." In einer Laufgruppe wird diese Fehlbeurteilung dadurch verhindert, dass jeder sieht, dass sich alle Laufanfänger bemühen müssen und stolz auf ihre anfängliche Leistung sind.

Hinzu kommt die entspannungsfördernde Wirkung des Laufens. Die Verhaltenstherapie arbeitet aus gutem Grund in vielen Fällen mit *Entspannungsverfahren* wie etwa der Progressiven Muskelentspannung (PME). Die Erfahrung zeigt, dass ein Muskel nach Beendigung einer Anspannung anschließend deutlich stärker entspannt ist, als er dies vor der Anspannung war. Bei der PME werden nun der Reihe nach (also progressiv) bestimmte Muskelgruppen angespannt.

Über diese „Mini-Sport-Betätigung" kann tatsächlich eine tiefe Entspannung erreicht werden. Das Laufen hat (wie jeder Sport) den gleichen Effekt. Nach einem Lauf fühlen wir uns wohlig entspannt – nicht etwa „kaputt" (lediglich in den ersten Wochen des Laufbeginns kann es sein, dass wir etwas „wacher" oder „aufgekratzter" sind, vgl. Kap. 5.1). Kein Wunder also, dass wir durch das Entspannungsverfahren Joggen insgesamt ruhiger und gelassener werden und – wie wir gesehen haben – besser schlafen können. Diesem Entspannungseffekt kommt zugleich eine Angst reduzierende Wirkung zu. Nach dem sogenannten Stressmodell der Angst (Wittchen

Abbildung 5: *Stressmodell der Angst nach Wittchen et al. (1994, S. 4)*

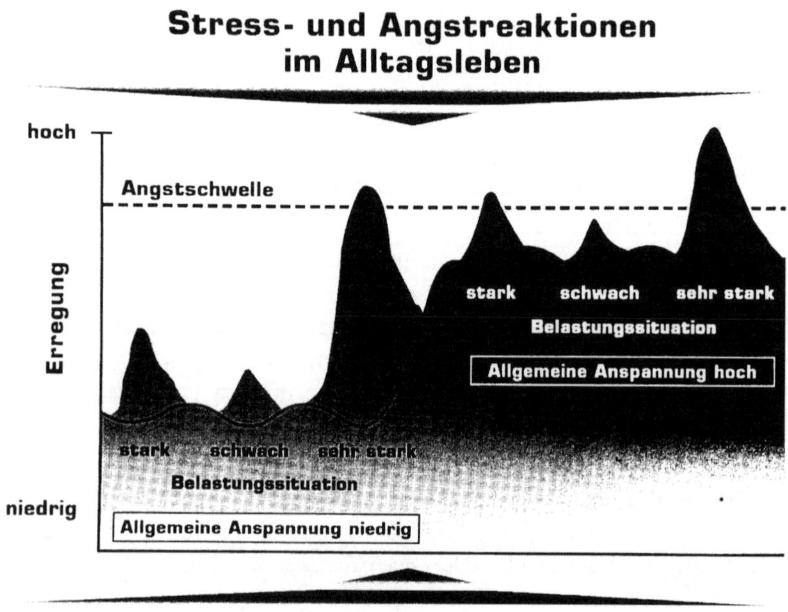

et al., 1994) erreichen in der Regel angstauslösende Reize (sogenannte Stressoren oder Belastungssituationen) die Angstschwelle nicht, *wenn* die allgemeine Anspannung niedrig ist. Durch Joggen senken wir unser allgemeines Anspannungs- oder Erregungsniveau.

Am Ende des Entwicklungsprozesses von einer nicht laufenden zu einer joggenden Persönlichkeit steht eine erhöhte Genussfähigkeit. Läuferinnen und Läufer haben etwas gefunden, das bei ihnen Wohlbefinden erzeugt, das ihnen guttut. Sie praktizieren damit das, was Patientinnen und Patienten in *euthymen Behandlungsstrategien* vermittelt wird: Das Erlernen der Genussfähigkeit (Lutz, Mark, Bartmann, Hoch & Stark, 1999).

Übersicht 1: *Übersicht über den Zusammenhang zwischen dem konkreten Verhalten einer Läuferin/eines Läufers und den verhaltenstherapeutischen Wirkmechanismen*

Konkretes Verhalten	***Prinzip der Verhaltensmodifikation***
Sehen von Vorbildern	*Imitationslernen*
Entschluss zu laufen	*kognitive Umstrukturierung*
Verabreden, Lauftreff aufsuchen	*Selbstkontrolle*
mit zunehmendem Laufpensum Versagensangst verlieren	*systematische Desensibilisierung*
Mut, bisher gemiedene Probleme anzugehen	*Generalisierung des Angstabbaus*
Bewunderung von Mitmenschen	*extrinsische Verstärkung*
Beendigung belastender Gedanken	*Gedankenstopp*
Wohlbefinden, Stolz auf eigene Leistung	*intrinsische Verstärkung*
verbesserte Körperwahrnehmung	*Biofeedback*
Akzeptanz der eigenen Leistung	*Abbau von Fehlattribuierungen*
körperliche Ausgeglichenheit nach d. Laufen	*Entspannungsprinzipien*
verbesserte Genussfähigkeit	*euthyme Behandlungsstrategie*

Übersicht 1 gibt die besprochenen, bei den konkreten Verhaltensweisen von Laufanfängerinnen und -anfängern wirksamen verhaltenstherapeutischen Prinzipien wieder, welche die umfangreichen positiven psychischen Effekte des Joggens erklären. Somit ist es für mich als psychologischer Psychotherapeut keine Frage, dass ich das Joggen unter therapeutischen Gesichtspunkten in der Verhaltenstherapie/ Verhaltensmodifikation eingebettet sehe.

Zusammenfassend gilt:

Die verhaltenstherapeutischen Prinzipien sind optimal zur psychologischen Erklärung der positiven Effekte des Joggens geeignet.

8 Joggen als Therapie?

Wir haben gesehen, welche enormen positiven körperlichen und psychischen Wirkungen das Laufen hat und dass es auch unter therapeutischen Gesichtspunkten eingesetzt wird. Außerdem lässt es sich vortrefflich in einen verhaltenstherapeutischen Rahmen einbetten. Das führt direkt zu der Frage, ob Laufen eine *eigenständige* „Therapie" darstellt. Diese Frage bedarf einer kritischen Betrachtung dessen, was wann warum Therapie ist.

8.1 Sind wir eine Therapiegesellschaft?

Auf dem Gebiet der Psychotherapie entstehen immer neue Vorgehensweisen, die für sich in Anspruch nehmen, eine Therapie zu sein. Schon 1985 führen Eichmann und Mayer über 2900 angebliche oder wirkliche Psychotherapien auf. Eine Neuauflage ihres Buches gibt es nicht, aber die Liste dürfte zwischenzeitlich erheblich angewachsen sein.

Da gibt es Maltherapie, Musiktherapie, Tanztherapie, Schreitherapie, Reittherapie, Beschäftigungstherapie, unzählige – keineswegs nur sinnvolle – Varianten etablierter Therapien und vieles mehr. Ich will nicht behaupten, dass all diese Maßnahmen ohne positive Wirkung sind, aber deswegen handelt es sich noch lange nicht um Therapien. In der Regel fehlen bei der überwiegenden Mehrzahl dieser Verfahren eine klare Indikation, für welche Störung oder welches Leiden sie vorgesehen sind, sowie wissenschaftliche Belege für ihre Wirksamkeit. Selbst die allgemein akzeptierten Therapien zeigen erhebliche Defizite bezüglich ihrer wissenschaftlichen Fundierung. Zu oft sind entsprechende Therapeuten nicht einmal in der Lage zu präzisieren, was denn ihre Behandlung konkret bewirkt.

Diese Therapiesierung der Gesellschaft ist für mich zugleich Ausdruck eines inaktiven Versorgungsdenkens. Für jedes Problemchen muss eine Fachkraft (= Therapeut, Therapeutin) herangezogen werden. Im Extremfall wird so aus einem eigentlich normalen Meinungsaustausch gleich eine Gesprächstherapie. Ist es wirklich sinnvoll, dem auch noch eine „Joggingtherapie" hinzuzufügen? Laufen kann – das haben wir eindeutig gesehen – therapeutisch wirken. Daraus ergibt sich die *Möglichkeit*, dass bei bestimmten Indikationen das Laufen in eine Therapie eingebettet werden kann. Das darf aber auf keinen Fall bedeuten, dass wir aus jedem Lauf gleich eine Therapie und aus jedem Läufer gleich einen Patienten machen.

Lauftherapie ist also eine mögliche Intervention, die ich so definiert habe:

Lauftherapie ist eine ganzheitliche, wissenschaftliche und effektive asymptomatische Körpertherapie zur Behandlung und Prävention verschiedener psychischer, psychosomatischer oder somatischer Störungen.

Asymptomatisch ist eine Therapie, die nicht nur *eine* Störung (Symptom) behandelt, sondern eine nachgewiesene gleichzeitige Wirkung auf verschiedene psychische oder körperliche Störungsbilder hat. Wird Lauftherapie zur direkten Behandlung *einer* Störung (z.B. Reduzierung von Depressionen) eingesetzt, handelt es sich in diesem Fall zwar um einen *symptomatischen Einsatz,* wobei aber die positive Breitbandwirkung (z.B. verbesserte Blutwerte auf der körperlichen Seite und z.B. verbessertes Selbstbewusstsein auf der psychischen Ebene) trotzdem zusätzlich auftritt.

Seit 2003 führe ich eine Weiterbildung in Lauftherapie in Würzburg unter der Trägerschaft der Deutschen Gesellschaft für Verhaltenstherapie (www.dgvt.de) durch. Da Lauftherapie auf keinen Fall unter läuferischen Leistungsaspekten gesehen werden darf, richtet sich diese zehnmonatige Weiterbildung in Lauftherapie an Angehörige psychosozialer Berufe (z.B. Ärzte, Psychologen, Sozialpädagogen, Erzieher, Krankenpflegepersonal usw.). Diese verhaltenstherapeutisch ausgerichtete Weiterbildung ist derzeit die einzige, von einer Psychotherapeutenkammer zertifizierte Weiterbildung in Lauftherapie.

Zusammenfassend gilt:
Wenngleich Laufen therapeutisch wirksam sein kann, wird dadurch nicht gleich aus jedem Lauf eine Therapie. Eine Lauftherapie bedarf aber qualifiziert ausgebildeter Lauftherapeuten und -therapeutinnen.

8.2 Merkmale einer wissenschaftlichen Therapie

Wenn wir Laufen und Joggen unter dem Gesichtspunkt einer Therapie betrachten wollen, müssen wir auch die Prüfkriterien wissenschaftlicher Therapien beachten. 1989 habe ich die wesentlichen Kriterien für eine Therapie veröffentlicht (Bartmann 1989a; 1989b). Diese Kriterien sind in der Übersicht 2 wiedergegeben.

Übersicht 2: *Prüfkriterien wissenschaftlicher Therapien nach Bartmann (1989a; 1989b)*

Kriterien, die eine Therapie erfüllen muss
1. Eines oder mehrere definierte zu behandelnde *Krankheitsbilder.*
2. Ein präzisiertes *Anwendungsschema* der Therapie.
3. *Empirische Belege* für die Wirksamkeit der Behandlung, sei es allein oder in Kombination mit anderen Maßnahmen.
4. Eine *wissenschaftlich fundierte Theorie* über den Wirkungsmechanismus der Behandlung.
5. Die Festlegung der *Qualifikation der Therapeuten/-innen* dieser Therapie.
6. Die Befähigung des Patienten sich langfristig *selbst helfen* zu können.
7. Die Präzisierung von *Kontraindikationen.*
8. Die Kontrolle unerwünschter *Nebenwirkungen.*

Prüfen wir anhand dieser Übersicht, inwieweit das Joggen diese Kriterien erfüllt:

1. Die Krankheitsbilder:

Im somatischen (= körperlichen) Bereich gibt es ein definiertes Krankheitsbild der Bewegungsmangelkrankheiten. Der Indikationskatalog für ein entsprechendes „Laufen als Therapie" reicht von Muskeldefiziten über Kreislauferkrankungen, Übergewicht bis hin zu Infektionsanfälligkeit.

Im psychischen Bereich können als Indikationen Minderwertigkeitsgefühle, Unsicherheit, Stressreaktionen, Ängste und Depressionen gelten. Daneben ist Joggen zur Unterstützung anderer, gezielter Therapien brauchbar.

2. Das Anwendungsschema:

Als Anwendungsschema gibt es eine Reihe von Laufprogrammen, sowohl in allgemeiner als auch in detaillierter Form, auf die wir noch zu sprechen kommen werden (vgl. Kap. 9.2).

3. Die empirischen Belege:

Wir haben in den vorherigen Kapiteln eine Fülle wissenschaftlicher Befunde über die Effektivität des Joggens zur Bewältigung psychischer Belastungen kennengelernt, und zwar sowohl für den somatischen als auch psychischen Bereich. Insbesondere als Kombinationsverfahren mit anderen Behandlungsmaßnahmen ist die Effektivität beim Laufen in *weitaus höherem Maße belegt*, als dies für viele andere körperliche oder psychotherapeutische Verfahren der Fall ist.

4. Die wissenschaftlich fundierte Theorie:

Hier liegt die Achillesferse der meisten Behandlungen. Dies gilt für alle Therapien, auch die zum Teil etablierten körperlich orientierten Therapien, wie z.B. die medikamentösen Behandlungen. Für die rein körperlichen Indikationen des Joggens sind die theoretischen Zusammenhänge relativ klar. Die Medizin verfügt über große Kenntnisfülle bezüglich der Stoffwechselveränderungen durch ein Ausdauertraining und den sich daraus ergebenden weiteren körperlichen Veränderungen.

Für die psychischen Effekte reichen die medizinischen Erklärungsversuche absolut nicht. Hier sehe ich den einzigen, wirklich umfassend erklärenden theoretischen Bezugsrahmen in den verhaltenstherapeutischen Prinzipien, die wir bereits in Kapitel 7.2 bei der Frage, wie Joggen die Psyche verändert, kennengelernt haben.

5. Die Qualifikation der Therapeuten:

Laufen und Joggen ist vor allem eine Form der „Selbsttherapie". Das schließt nicht aus, dass unter einfühlsamer Leitung das Joggen erlernt wird. Das ist dann immer noch keine Therapie.

Es ist offensichtlich, dass eine Qualifikation derjenigen, die Laufen als Therapie einsetzen wollen, auf *keinen Fall* nur unter dem läuferischen Aspekt gesehen werden kann. Für den Einsatz des Laufens bei ernsten körperlichen Erkrankungen ist eine *medizinische* Vorbildung erforderlich. Daher arbeiten die sogenannten Koronargruppen (in der Herzinfarkt-Rehabilitation) notwendigerweise mit Ärzten zusammen.

Im Behandlungsbereich für psychische Störungen halte ich eine Ausbildung auf einer *verhaltenstherapeutischen* Basis (siehe das folgende Kapitel) für notwendig.

6. Die Befähigung zur Selbsthilfe:

Wie beim vorherigen Punkt schon ausgeführt ist Joggen, betrachten wir es unter therapeutischen Gesichtspunkten, eine hervorragende Form der Selbsttherapie. Damit ist auch klar, dass die *Befähigung* zur Selbsthilfe beim Joggen im Vordergrund steht. Wer das Laufen einmal systematisch erlernt hat, hat diese Möglichkeit, seine körperlich-seelische Befindlichkeit positiv zu beeinflussen, immer zur Verfügung.

7. Die Präzisierung der Kontraindikationen:

Für das Joggen gibt es Kontraindikationen (= Gegenanzeigen) orthopädischer Art, wie z. B. objektive Gelenkschäden einschließlich schwerer Wirbelsäulenveränderungen oder internistischer Art, wie z. B. fieberhafte Infekte oder akute schwere Herzerkrankungen.

8. Die Nebenwirkungen:

Bei der Diskussion über „Laufsucht" haben wir von einer unerwünschten Nebenwirkung des Joggens gehört. Wenn das Laufen übertrieben wird, können körperliche Schäden und negative psychische und soziale Auswirkungen nicht mehr ausgeschlossen werden. Körperliche Nebenwirkungen bestehen bei Missachtung von Kontraindikationen, z. B. fieberhaften Infekten. Psychische Nebenwirkungen können darin bestehen, dass verbissener Ehrgeiz das Denken auf das Wettkampflaufen einengt und soziale Bindungen zu Familie, Freunden und Kollegen so stark vernachlässigt werden, dass sie zerbrechen.

Fassen wir diese acht Punkte wertend zusammen, so können wir auch bei strenger Bewertung dieser Kriterien einer Therapie sowohl im körperlichen als auch im psychischen Bereich das Joggen durchaus als Therapie, speziell als Selbsttherapie ansehen. Wir vergessen dabei nicht, dass Laufen keine Therapie ist, wenn wir allgemein zur Verbesserung unseres seelischen und körperlichen Wohlbefindens laufen.

Zusammenfassend gilt:
Gemessen an den Kriterien einer wissenschaftlichen Therapie besteht die Möglichkeit, Joggen auch als Therapie einzusetzen.

8.3 Joggen – eine Psychotherapie?

Wenn das Joggen unter therapeutischen Gesichtspunkten betrachtet wird, können wir gelegentlich die Auffassung hören, Joggen sei – wegen seiner positiven Wirkung auch auf die Psyche – eine Psychotherapie. Diese Vorstellung beruht auf einer Fehleinschätzung dessen, was Psychotherapie ist. So hat der berühmte Psychiater Bleuler schon vor rund neunzig Jahren in seinem Lehrbuch der Psychiatrie betont: „Psychotherapie ist die geplante Behandlung eines Kranken durch die unmittelbare Einwirkung auf seine Psyche (und nicht durch die Einwirkung auf den Körper und über ihn mittelbar auf die Psyche) ..." (Bleuler, 1916/1983, S. 143)

Psychotherapie behandelt also körperliche *und* seelische Störungen *durch* die Psyche. Psychotherapie bezeichnet so den *Weg* der Intervention, ist also nicht einfach die Behandlung psychischer Probleme. Wäre Psychotherapie nur die Behandlung psychischer Probleme, dann würde auch der nicht immer unproblematische Einsatz von Psychopharmaka zur Psychotherapie gehören!

Laufen wirkt, für sich allein genommen, über den Körper auf Körper und Psyche und kann daher keine Psychotherapie, sondern nur eine *Körpertherapie* sein. Wenn hingegen der Laufforscher Harper (1984, S. 83) meint: „Jogotherapy: Jogging as Psychotherapy" (Joggingtherapie: Jogging als Psychotherapie), dann ist dies schlicht falsch. Offensichtlich löst aber der Gedanke Psychotherapie auszuüben einen solchen Reiz aus, dass sich viele körpertherapeutisch Tätige – insbesondere die, die nicht ausgewiesene, d. h. approbierte Psychotherapeuten/-innen sind – gern als Psychotherapeuten/-innen fühlen möchten. Nur so scheint mir auch die irreführende und inhaltlich falsche Wortkonstruktion einer „Sportpsychotherapie" von Nitsch und Nitsch (1978) erklärbar. Ich bin von der therapeutischen Wirksamkeit des Sports – also nicht nur des Joggens – bei psychischen Störungen überzeugt, aber es ist eben eine Sporttherapie und keine Sport*psycho*therapie.

Wenn bei der therapeutischen Betrachtungsweise das Laufen jedoch als eine Methode in ein schlüssiges, aufeinander abgestimmtes psychotherapeutisches *Gesamtbehandlungskonzept* eingebettet ist, halte ich es für vertretbar, Lauftherapie als eine *psychotherapeutische Technik* anzusehen.

Zusammenfassend gilt:
Unter therapeutischen Gesichtspunkten stellt Joggen eine Körpertherapie dar, die nur unter besonderen Bedingungen als psychotherapeutische Technik gelten kann.

8.4 Joggen – ein Allheilmittel?

Wir haben gesehen, dass Laufen bei spezifischen Patientengruppen, wie z. B. Alkoholkranken oder Depressiven (vgl. Kap. 5.7 und 5.9) oder auch bei geistig Behinderten (Yamanaka, Furuyana & Shibagaki, 1994; Condition, 1995), erfolgreich eingesetzt werden kann. Ich selbst bin während meiner über zwanzigjährigen beruflichen Praxis in einer psychiatrischen Klinik regelmäßig mit Psychosekranken und Alkoholkranken gelaufen.

Und wer wie ich persönlich erlebt hat, wie es ihm durch das Laufen körperlich und seelisch besser geht, kann leicht zu der Überzeugung gelangen, im Joggen ein Allheilmittel zu sehen. Es gibt keine Behandlung, die für alle Menschen gleich gut ist. Und nach wie vor gilt der kritische Satz:

> „Wer nur einen Hammer als Werkzeug hat, ist geneigt, alles zu Nägeln zu machen."

Vor diesem Irrweg sollten wir uns hüten. Neben den möglichen Kontraindikationen muss schon eine minimale Bereitschaft vorhanden sein, den Körper zu betätigen. Wer trotz Überwindung seiner Anfangsängste als Läufer innerlich Joggen als Betätigung für sich ablehnt, dem wird es m. E. zumindest psychisch nicht viel bringen. Wir können nicht alle Menschen zu Läuferinnen und Läufern machen! Vielleicht ist für solche Menschen eine andere Ausdauersportart wie Radfahren, Wandern, Schwimmen oder das eingangs genannte Walking eine Alternative.

Ein weiteres Problem kann auftreten, wenn wir mit der Erwartung anfangen zu laufen, nun schlagartig von all unseren Problemen und Leiden befreit zu werden, und das möglichst schon nach einigen wenigen Laufterminen. Es ist klar, dass solche Erwartungen enttäuscht werden müssen.

Alle Heilmethoden, die umfassend wirken, ziehen nach einer Anfangseuphorie Phasen der Ernüchterung nach sich. Spangenberg (1990) zeigt dies sehr schön anhand des Penicillins. Mit der Entdeckung des Penicillins glaubte man zunächst ein Allheilmittel gegen alle Infektionen zu haben. Stattdessen kam es zu immer widerstandsfähigeren Krankheitserregern, die wiederum immer höhere Antibiotika-Dosen erforderten. Ähnlich ging es mit dem Kortison. Galt es zunächst als entzündungshemmendes Wundermittel, so stellte man bald fest, dass es verschiedentlich erhebliche unerwünschte Nebenwirkungen hatte.

Beide Medikamente haben heute ihren festen und wichtigen Platz in der Palette möglicher Behandlungen. Ähnliches gilt für das Laufen. Laufen ist ein hervorragender Weg zu körperlich-seelischem Wohlbefinden. Wer es jedoch übertreibt, handelt sich ebenfalls unerwünschte Nebenwirkungen ein; sei es, dass er sich körperliche Beschwerden zuzieht oder auch sozial verarmt.

Zusammenfassend gilt:

Joggen ist eine wichtige Methode zur Erlangung und Erhaltung unseres seelisch-körperlichen Wohlbefindens, aber es ist kein Allheilmittel.

9 Probieren geht über studieren – laufe selbst

Sie haben sich jetzt ausführlich über die wichtigsten seelischen Auswirkungen und – in geringerem Umfang – körperlichen Effekte des Joggens informiert. Nachdem wir somit in der Theorie fit sind, sollte kein Weg an der eigenen praktischen Erfahrung vorbeiführen. Also: *Fangen Sie an, joggen Sie!*

9.1 Vorsicht ist Weitsicht

Bevor wir mit dem Joggen beginnen, beachten wir einige medizinische Vorsichtsmaßnahmen. Unbeschadet der vielfältigen erwiesenen positiven Wirkungen des Laufens sollten wir unsere jeweilige körperliche Ausgangsbasis zu Beginn eines Lauftrainings beachten. Wer schon anderen Sport betrieben hat, wird sich anfangs stärker belasten können als jemand, der fast immer sportabstinent gelebt hat.

Insbesondere gilt unsere Aufmerksamkeit dem Herz. Wer weiß, dass er ein vorgeschädigtes Herz hat, kommt nicht umhin, den fachlichen Rat eines erfahrenen Sportmediziners (oder eines Arztes, der selber läuft!) einzuholen. Das Problem liegt jedoch meist darin, dass viele Menschen nicht wissen, dass bei ihnen eine angeborene oder erworbene Beeinträchtigung der Herzfunktion vorliegt. Der Herzmuskel gilt allgemein als ein Meister im Verbergen von Schwierigkeiten (Cooper, 1986). Überall gilt, dass die größten Gefahren die sind, die wir nicht kennen. Diesem Umstand können wir beim Joggen leicht abhelfen, daher mein Rat: Jeder, der neu beginnt, Sport zu treiben, sollte auf eine sportärztliche Untersuchung nicht verzichten. Es geht dabei nur um den Ausschluss von Risikofaktoren.

Für eine solche sportärztliche Untersuchung erscheinen mir die Empfehlungen von Borchers (1984) eine gute Orientierung zu sein:

- Bei Kindern und Jugendlichen genügt in der Regel eine körperliche Untersuchung. Nur wenn sich dabei Auffälligkeiten zeigen, sind weitere Maßnahmen erforderlich.

- Bei Erwachsenen sollte zusätzlich ein Ruhe- und ein Belastungs-EKG erstellt werden. An Laborwerten werden die Erfassung der Blutsenkungsgeschwindigkeit (BSG), des Blutfarbstoffs (Hämoglobin), eines Leberenzyms (GPT), eines Nierenwertes (Creatinin), des Urinsediments sowie Blutzucker, Cholesterin, Neutralfett und Harnsäure empfohlen.

- Ab dem 35. Lebensjahr empfiehlt Borchers solche sportärztlichen Untersuchungen alle drei, ab dem 50. Lebensjahr alle zwei Jahre und ab dem 60. Lebensjahr jährlich.

Wohlgemerkt, wir wollen hier keine Angst beim Laufanfänger schüren, sondern nur sichergehen, dass das Joggen ein Genuss ohne Reue bleibt und vermeidbare Probleme im Vorfeld ausgeschlossen werden. Sollten sich tatsächlich Störungen zeigen, bedeutet dies ja keineswegs, dass nun nicht gelaufen werden darf. Es ist aber denkbar, dass in dem einen oder anderen Fall die „Dosierung" des Joggingprogramms noch vorsichtiger zu erfolgen hat, als es ohnehin schon empfehlenswert ist. Das kann im Einzelfall bedeuten, zunächst ein zügiges Gehen zu üben, bevor mit dem Laufen begonnen wird.

Wer sich selbst bezüglich seiner aktuellen Leistungsfähigkeit einschätzen möchte, dem empfiehlt der schon mehrfach erwähnte Arzt Cooper (1970) den nach ihm benannten Cooper-Test. Dieser Test sollte aber nur bis zum 35. Lebensjahr ohne ärztliche Kontrolle durchgeführt werden, und auch dann nur, sofern sich der Betreffende gesund fühlt. Hier der Test:

Der Cooper-Test

Laufen Sie auf einem Sportplatz oder einer anderen, ebenen und gut abmessbaren Strecke *zwölf Minuten* lang. Wenn Sie nicht mehr laufen können, gehen Sie so lange weiter, bis Sie wieder laufen können. Nach den zwölf Minuten messen Sie die zurückgelegte Strecke. Ihre Leistungsfähigkeit entnehmen Sie der nachstehenden Tabelle.

In 12 Minuten zurückgelegte Entfernung	entsprechende Leistungsgruppe
weniger als 1,6 km	I = sehr schlecht
1,6 bis 2,0 km	II = schlecht
2,0 bis 2,4 km*	III = mäßig
2,4 bis 2,8 km	IV = gut
über 2,8 km	V = sehr gut

* Bei Männern über 35 sind 2,25 km noch „gut" (Gruppe IV), bei Frauen über 35 sind 2,1 km noch „gut" (Gruppe IV).

So viel zu möglichen Vorsichtsmaßnahmen. Es sei aber dringend (vgl. den Punkt Kontraindikationen in Kap. 9.3) vor der Schon-Ideologie einiger Ärzte gewarnt, denen bezüglich Sport und speziell Laufen die nötige Kompetenz fehlt. Van Aaken

(1984a) hat diese Schon-Ideologie immer wieder kritisiert. Die sportärztlichen Untersuchungen sollen im Prinzip nur helfen, das Joggingtraining ohne Probleme durchzuführen, *nicht* es zu verhindern.

Zum Schluss dieses Abschnittes sei mir gestattet, meine „Laufproblematik" darzustellen. Wie ich eingangs schon ausführte, konnte ich als Schüler keine 1000 Meter laufen. Wegen chronischer Gelenkveränderungen wurde ich nach kurzer Zeit wieder aus der Bundeswehr entlassen. Aufgrund meines niedrigen Blutdrucks hatte ich Kreislaufprobleme, und im EKG wurde eine Narbe am Herzmuskel diagnostiziert. Schließlich attestierte mir ein Lungenfacharzt eine Trichterbrust, wegen der ich zur Kurzatmigkeit neigen würde und deretwegen ich mich bei Kälte im Winter nur noch mit einem Schal vor dem Mund außerhalb von Räumlichkeiten bewegen dürfe. Permanente Erkältungskrankheiten rundeten das Bild ab.

Als ich mit 37 Jahren anfing zu joggen, erfüllte ich alle Voraussetzungen eines Nichtläufers. Aber nach 16 Wochen konnte ich eine Stunde ununterbrochen laufen. Mein Kreislauf stabilisierte sich, meine Erkältungskrankheiten ließen zusehends nach, meine Blutwerte nahmen hervorragende Dimensionen an. Mein Atemvolumen nahm zu, und natürlich laufe ich auch im Winter (ohne Schal vor dem Mund). Die Gelenke haben die langsame Belastungssteigerung ohne Probleme verkraftet. Ich hoffe, mein Beispiel ermutigt auch die zum Joggen, die sich wegen ihrer schlechten körperlichen Verfassung das Laufen nicht zutrauen.

Allerdings habe ich auch immer darauf geachtet, mich nicht zu übernehmen. Dies ist ein entscheidender Punkt, bei dem die Bereitschaft eines jeden gefordert ist, seine Grenzen zu sehen und zu beachten. Dann gibt es keine Probleme.

Zusammenfassend gilt:
Laufanfängerinnen und -anfänger können mithilfe einer sportmedizinischen Untersuchung eventuelle gesundheitliche Probleme erkennen und beim Joggen berücksichtigen.

9.2 Systematische Laufprogramme

Bei der Vielzahl möglicher Laufprogramme kann eine Laufanfängerin/ein Laufanfänger schon ins Grübeln geraten. Welches Programm ist für sie oder ihn denn nun das richtige? Die verschiedensten Laufanleitungen lassen sich grundsätzlich in zwei unterschiedliche Laufprogramme unterteilen: Die *Zeitprogramme* und die *Streckenprogramme*.

Bei den *Zeitprogrammen* wechseln wir in *festgelegten Zeitintervallen* zwischen Joggen und Gehen. Zunächst laufen wir eine bestimmte Anzahl von Minuten (z. B. zwei Minuten), anschließend gehen wir eine ebenfalls in Minuten festgelegte Zeit (z. B. drei Minuten), die sogenannte Gehpause. Mit zunehmendem Trainingsfortschritt werden, von Lauftermin zu Lauftermin, langsam die Joggingzeiten länger und die Gehzeiten kürzer. Bei diesen Zeitprogrammen ist eine Stoppuhr zur Kontrolle der Joggingzeiten unverzichtbar. Die zu absolvierenden Laufzeiten pro Trainingseinheit können wir uns auf eine kleine Karteikarte schreiben, die wir dann zum Joggen mitnehmen. Im Anhang des Buches befindet sich ein Trainingsprogramm auf heraustrennbaren Kärtchen.

Bei den *Streckenprogrammen* hingegen wechseln wir in *festgelegten Strecken* zwischen Laufen und Gehen. Wir beginnen eine bestimmte Strecke (z. B. 100 m) zu laufen, und anschließend gehen wir eine ebenfalls festgelegte Strecke (z. B. ebenfalls 100 m) als Gehpause. Die Laufstrecken werden dann allmählich länger und die Gehstrecken kürzer. Diese Programme setzen voraus, dass wir die zu laufenden Strecken in etwa abschätzen können. Auf dem Sportplatz geht das relativ problemlos, in freier Natur bereitet dies hingegen durchaus einige Schwierigkeiten.

Ich persönlich bevorzuge Zeitprogramme, zumal ich selbst mit einem solchen Programm das Joggen gelernt habe. Bei den Streckenprogrammen besteht meiner Meinung nach immer die Versuchung, die Strecke schnell „hinter sich" zu bringen. Dieses Problem haben wir bei Zeitprogrammen nicht, denn die zu laufende Zeit bleibt gleich, egal ob wir vernünftig langsam laufen oder unser Tempo beschleunigen. Wenngleich ich bei all meinen Laufgruppen, die ich durchgeführt habe, immer nur mit Zeitprogrammen gearbeitet habe, muss jeder für sich entscheiden, welcher Programmart er den Vorzug gibt.

Zeitprogramme

Ein gut überschaubares Zeitprogramm mit zwei Lauftermінen pro Woche stammt von den amerikanischen Laufforschern Folkins, Lynch und Gardner (1972). Ich habe das Programm in einigen Punkten modifiziert und ergänzt. Das Programm, das ich erstmalig 1991 veröffentlicht habe (Bartmann, 1991), hat als Ziel, 30 Minuten ununterbrochen zu laufen, und ist in Tabelle 3 wiedergegeben. Diejenigen, die bis zu einer Stunde laufen möchten, finden die entsprechende Programmfortsetzung in Tabelle 3a.

Mein Trainingsprogramm arbeitet mit sehr allmählichen Fortschritten. Es ist durchaus etwas Selbstdisziplin erforderlich, ein solches Programm durchzuhalten, aber jeder, der untrainiert mit dem Joggen beginnt, sollte sich davor hüten, in einem Anflug von Überheblichkeit einige Programmpunkte überspringen zu wollen. Körperliche Überlastungssymptome (z. B. Schmerzen in den Gelenken) können die Folge sein. Für fortgeschrittenere Läuferinnen und Läufer oder vielleicht anderweitig besonders sportlich Trainierte, die bisher nur noch nicht gelaufen sind, ist vielleicht das in Tabelle 4 dargestellte Streckenprogramm angenehmer. In jedem Fall sollten die Laufregeln 1 und 2 beachtet werden.

Laufregeln 1

1. In der Regel werden drei bis vier Lauftermine in einer Woche vorgeschlagen. Aber auch mit zwei Lauftermine pro Woche erreichen wir die gewünschte psychische und physische Verbesserung unseres Zustandes.

2. Nach einer „schweren" Trainingseinheit soll (bei drei Laufterminen pro Woche) eine „leichtere" Trainingseinheit folgen.

3. Nach dem letzten Laufabschnitt eines jeden Programms lassen wir eine Gehpause von etwa fünf Minuten zum Abkühlen folgen.

4. Wir überspringen keinen Programmpunkt.

Da ich selbst in meinen Untersuchungen bei Übungsprogrammen mit nur zwei Laufterminen hervorragende psychische Verbesserungen nachweisen konnte, halte ich nichts von der weitverbreiteten These, dass nur bei mindestens drei Laufterminen pro Woche entsprechende Effekte erreicht werden könnten. Vielleicht spielt dabei eine Rolle, dass bei wettkampforientierten Leistungssteigerungen – z. B. für Marathonläufe – mehr als zwei Trainingseinheiten pro Woche erforderlich sind.

Uns geht es aber nicht um Wettkampfleistungen, sondern um das Joggen für die seelische Ausgeglichenheit. Außerdem haben die meisten Menschen nicht beliebig viel Zeit zur Verfügung, dass es wirklich immer möglich wäre, dreimal in der Woche zu laufen.

Natürlich ist es hilfreich, wenn wir für drei (oder vielleicht sogar vier) Lauftermine in der Woche die Zeit finden. Wir können dann bei dem Zwei-Termine-Programm in Tabelle 3 den ersten Wochentermin einfach wiederholen! Wir wollen aber niemanden entmutigen, der nur für zwei Läufe pro Woche Zeit hat.

Tabelle 3: *Mein Zeit-Laufprogramm*

Es bedeuten: 1G = *1 Minute gehen,* **1L** = *1 Minute laufen.*

Woche	Tag	Laufzeit in Minuten	Gesamt-laufzeit	Gesamt-zeitaufwand
1.	1.	2L–3G–2L–3G–2L–3G–2L–3G–2L–3G–2L	12	27
	2.	2L–2G–2L–2G–2L–2G–2L–2G–2L–2G–2L–2G–2L	14	26
2.	1.	2L–2G–2L–2G–2L–2G–2L–2G–2L–2G–2L–2G–2L	14	26
	2.	3L–3G–3L–3G–3L–3G–3L–3G–3L–3G–3L	18	33
3.	1.	3L–2G–3L–2G–3L–2G–3L–2G–3L–2G–3L	18	28
	2.	3L–2G–3L–2G–3L–2G–3L–2G–3L–2G–3L–2G–3L	21	33
4.	1.	4L–3G–4L–3G–4L–3G–4L–3G–4L–3G–4L	24	39
	2.	4L–2G–4L–2G–4L–2G–4L–2G–4L–2G–4L–2G–4L	28	40
5.	1.	5L–3G–5L–3G–5L–3G–5L–3G–5L	25	37
	2.	5L–2G–5L–2G–5L–2G–5L–2G–5L–2G–5L	30	40
6.	1.	5L–2G–5L–2G–10L–5G–5L–2G–5L	30	41
	2.	5L–2G–5L–2G–10L–5G–5L–2G–5L–2G–5L	35	48
7.	1.	5L–2G–5L–2G–10L–5G–5L–2G–5L–2G–5L–2G–5L	40	55
	2.	5L–2G–10L–5G–10L–5G–5L–2G–5L–2G–5L	40	66
8.	1.	5L–2G–10L–5G–10L–5G–5L–2G–5L–2G–5L–2G–5L	45	63
	2.	5L–2G–15L–5G–10L–5G–5L–2G–5L	40	54
9	1.	5L–2G–15L–5G–10L–5G–5L–2G–5L–2G–5L	45	61
	2.	5L–2G–15L–5G–15L–5G–5L–2G–5L	45	59
10.	1.	5L–2G–20L–5G–10L–5G–5L–2G–5L	45	59
	2.	5L–2G–20L–5G–15L–5G–5L	45	57
11.	1.	5L–2G–20L–5G–15L–5G–5L–2G–5L	50	64
	2.	5L–2G–25L–5G–10L–5G–5L	45	57
12.	1.	5L–2G–25L–5G–10L–5G–5L–2G–5L	50	64
	2.	5L–2G–30L–5G–10L–5G–5L	50	62

Wem drei Lauftermine pro Woche möglich sind, der wiederholt am dritten Tag das Laufpensum des ersten Tages derselben Woche.

Tabelle 3a: *Mein Zeit-Laufprogramm erweitert auf das Ziel 60 Minuten*

Woche	Tag	Laufzeit in Minuten	Gesamt-laufzeit	Gesamt-zeitaufwand
13.	1.	5L–2G–30L–5G–10L–3G–5L	50	60
	2.	5L–2G–35L–5G–10L–3G–5L	55	65
14.	1.	5L–2G–35L–5G–10L–3G–5L	55	65
	2.	5L–2G–35L–5G–10L–3G–10L	60	70
15.	1.	5L–2G–35L–5G–10L–3G–10L	60	70
	2.	5L–2G–40L–5G–10L–3G– 5L	60	70
16.	1.	5L–2G–40L–5G–10L–3G– 5L	60	70
	2.	5L–2G–40L–5G–10L–3G–10L	65	75
17.	1.	5L–2G–40L–5G–10L–3G–10L	65	75
	2.	5L–2G–45L–5G–10L–3G–5L	65	75
18.	1.	5L–2G–45L–5G–10L–3G–5L	65	75
	2.	5L–2G–50L–5G–5L	60	67
19.	1.	5L–2G–50L–5G–5L	60	67
	2.	5L–2G–50L–5G–10L	65	72
20.	1.	5L–2G–50L–5G–10L	65	72
	2.	5L–2G–55L–5G–5L	65	72
21.	1.	5L–2G–55L–5G–5L	65	72
	2.	5L–2G–55L–5G–10L	70	77
22.	1.	5L–2G–55L–5G–10L	70	77
	2.	5L–2G–**60L**–5G–5L	70	77

Wem drei Lauftermine pro Woche möglich sind, der wiederholt am dritten Tag das Laufpensum des ersten Tages derselben Woche.

Nach Erreichen des gesetzten Laufziels – 30 oder 60 Minuten ununterbrochenes Joggen – kann man bei diesem letzten Programmpunkt bleiben oder auch nach eigenem Wunsch etwas modifizieren. Nach einer Pause – z. B. wegen einer Erkrankung – muss man ein wenig probieren, an welchem Punkt im Programm man wieder einsteigen kann. Dies hängt von der Länge der Pause bzw. der Schwere der Erkrankung ab.

Streckenprogramme

Ein ausführliches und sehr differenziertes Streckenprogramm hat van Aaken (1984a, S. 169–177) erarbeitet. Sein Programm geht über zwölf Wochen und beinhaltet tägliche Trainingseinheiten. Ob so ein Zeitaufwand neben Familie, Beruf und sozialen Verpflichtungen angemessen ist, muss jeder für sich entscheiden. Aber zweifellos hat van Aaken mit seinem Programm erfolgreich gearbeitet. Da das Programm sehr differenziert und mit vielen Erläuterungen, Zusatzanweisungen und Regeln verbunden ist, lässt es sich nicht so gut tabellarisch darstellen. Deswegen sei mir hier der Verweis auf sein oben genanntes Buch erlaubt.

Überschaubarer scheint mir das in Tabelle 4 wiedergegebene Streckenprogramm des bekannten Läufers Galloway (1986). Es ist jedoch bei diesem Programm zu beachten, dass es schon mit drei Kilometern ununterbrochenen Laufens beginnt. Damit ist es für völlig untrainierte Laufanfängerinnen und -anfänger ungeeignet. Wer nach diesem Programm joggen will, muss somit schon die ersten Wochen des in Tabelle 3 angegebenen Zeitprogramms beherrschen.

Wie zu sehen ist, handelt es sich um einen 30 Wochen umfassenden Plan, der letztlich zur Teilnahme an einem Marathonlauf befähigen soll. Ich möchte betonen, dass ich mich mit dem dort angegebenen Ziel, der Teilnahme an einem Marathonlauf, *nicht* identifiziere. Marathonläufe sind nicht unser Anliegen und stellen für mich eine durchaus nicht unproblematische Überdosis Laufen dar. Mit Gesundheitsförderung in körperlicher oder seelischer Hinsicht hat das nichts zu tun, und wer es vergessen hat: Der Legende nach starb der erste Marathonläufer nach der Distanz, und von dem Nimbus des Wortes „Marathon" sollten wir uns nicht beeinflussen lassen. Wer dennoch das Marathon-Ziel langfristig anstrebt, kann auf dieses Programm zurückgreifen. Für den Gesundheitsläufer sollte die 15. Woche des Galloway-Programms das höchste Laufpensum darstellen.

Das wohl insgesamt differenzierteste Programm stammt von Cooper (1970). Es handelt sich um kombinierte Zeit- und Streckenprogramme. Cooper berücksichtigt bei seinen Trainingsplänen nach seinem oben beschriebenen Cooper-Test die jeweilige körperliche Ausgangslage der Jogginganfänger und -anfängerinnen.

Die Werte des Laufprogramms von Galloway wurden in Kilometerangaben umgerechnet und auf überschaubare Maße auf- oder abgerundet. Bei dem Programm ist ab der 11. Woche sehr schön zu sehen, wie auf eine anstrengende Laufwoche eine ruhigere Trainingswoche folgt.

Cooper ist in seinen Bewegungsprogrammen nicht auf das Laufen fixiert. Er befürwortet zum Beispiel Wandern, Schwimmen oder auch Gemeinschaftssport

Tabelle 4: *Das Galloway Strecken-Laufprogramm*

Trainings-woche	pro Wochentag zu laufende Kilometer						
	Mo	Di	Mi	Do	Fr	Sa	So
1.	0–3	3	0–3	3	0–3	0	3
2.	0–3	3	0–3	3	0–3	0	5
3.	0–3	3	0–3	3	0–3	0	6,5
4.	5	0–3	6,5	0–3	5	0	6,5
5.	0–3	5	0–3	6,5	0–3	0	8
6.	6,5	0–3	5	0–3	6,5	0	9,5
7.	6,5	0–3	5	0–3	6,5	0	11
8.	0	6,5	0	5	0	0	13
9.	6,5	0–3	5	0–3	6,5	0	14,5
10.	3	6,5	0–3	6,5	0–3	0	16
11.	6,5	0–3	6,5	0–3	6,5	0	17,5
12.	0	6,5	0	6,5	0	0	9,5
13.	6,5	0–3	6,5	0–3	6,5	0	20
14.	0–3	6,5	0–3	6,5	0–3	0	9,5
15.	6,5	0–3	6,5	0–3	6,5	0	22,5
16.	0	6,5	0	6,5	0	0	11,2
17.	6,5	0–3	6,5	0–3	6,5	0	25,5
18.	0–3	6,5	0–3	6,5	0–3	0	13
19.	6,5	0–3	6,5	0–3	6,5	0	29
20.	0	6,5	0	6,5	0	0	14,5
21.	6,5	0–3	6,5	0–3	6,5	0	32
22.	0–3	6,5	0–3	6,5	0–3	0	16
23.	6,5	0–3	6,5	0–3	6,5	0	35
24.	0	6,5	0	6,5	0	0	17,5
25.	6,5	0–3	6,5	0–3	6,5	0	38,5
26.	0–3	6,5	0–3	6,5	0–3	0	19
27.	6,5	0–3	6,5	0–3	3	0	42
28.	0	6,5	0	6,5	0	0	21
29.	6,5	0–3	6,5	0–3	6,5	0	19
30.	0	6,5	0	3	1,5	0	Marathon

wie Handball. Für jede sportliche Leistung gibt es eine wissenschaftlich ermittelte Punktzahl, sodass die Vergleichbarkeit der sportlichen Betätigung anhand dieser Tabellen gewährleistet ist.

Pro Woche sollte jeder auf 30 Punkte kommen. Wer sich mit diesem faszinierenden Ansatz näher beschäftigen will, dem sei Coopers Buch empfohlen. Besonders denjenigen, die – aus welchen Gründen auch immer – nicht laufen können, aber trotzdem etwas für sich tun möchten.

Ein Beispiel seiner vielen Übungspläne ist in Tabelle 5 wiedergegeben. Es handelt sich um das Programm *Laufen auf der Stelle*. Ich habe es für die Schönwetterläufer ausgesucht, damit diese bei schlechtem Wetter im Haus laufen können. Wer Lust hat, kann das dann auf einem der kleinen Mini-Trampolins durchführen. Das macht mehr Spaß, ist aber auch anstrengender, sodass die in der Tabelle 5 angegebenen Punkte dann nicht mehr stimmen.

Das Programm wurde für die Gruppe III nach dem Cooper-Test (s. o.) geschrieben. Statt einer Laufstrecke, die bei dieser Übung zwangsläufig entfällt, ist die Anzahl der Schritte pro Minute neben der Zeit angegeben. Mit 30 Punkten, also an 5 Tagen innerhalb einer Woche 20 Minuten auf der Stelle laufen, erreichen wir die von Cooper pro Woche für notwendig erachtete Fitnesspunktzahl von 30. Das in Tabelle 5 gezeigte zehnwöchige Programm führt so einen untrainierten Menschen der „Leistungsgruppe III" zu einem Wochenpunktwert von 32.

Um mit dem Joggen auf Coopers Wochenpunktzahl zu kommen, müssten wir zum Beispiel dreimal pro Woche 4 km in etwa 24 Minuten laufen (was schon recht

Tabelle 5: *Coopers Übungsplan „Laufen auf der Stelle"*

Woche	Übungstage pro Woche	Dauer in Minuten	Schritte pro Minute	Punkte pro Woche
1.	5	5:00	70–80	10
2.	5	7:30	70–80	11,25
3.	5	10:00	70–80	15
4.	5	10:00	70–80	15
5.	5	12:30	70–80	18,75
6.	5	15:00	70–80	22,50
7.	2 3	10:00 10:00 und 15:00	70–80 (morgens) 70–80 (1x morgens, und 1x nachmittags)	25,50
8.	2 3	12:30 12:30 und 15:00	70–80 (morgens) 70–80 (1x morgens, und 1x nachmittags)	28,50
9.	5	20:00	70–80	30
10.	4	20:00	80–90	32

zügig und kein Anfängertempo ist) oder, eine der vielen weiteren Möglichkeiten, dreimal pro Woche 8 km in etwa 70 Minuten (ein mir schon angenehmeres Tempo). Zweimal die Woche die 8 km in etwa 55 Minuten hätte den gleichen Effekt.

Unabhängig davon, nach welchem Programm man trainiert, ist es hilfreich, sich seine Übungseinheiten zu notieren. Im Anhang 2 befindet sich ein Vorschlag für ein Laufprotokoll. Das Notieren erleichtert zum einem die Disziplin zum regelmäßigen Üben, zum anderen sieht man, wie wochenweise das Laufpensum zunimmt, was einen zum Weitermachen motiviert. Wer will, kann dann noch seinen Puls und/oder sein Körpergewicht notieren.

Zusammenfassend gilt:
Es gibt eine große Zahl hilfreicher Trainingspläne für Laufanfänger. Besonders die Zeitprogramme eignen sich dazu, das Joggen zu erlernen.

9.3 Lehrgeld, das man nicht zahlen muss

Das Bild kenne ich zur Genüge: Zu Beginn eines neuen Laufkurses kommen die Anfänger mit superschicken Trainingsanzügen, aber den letzten „Latschen" an den Füßen. Joggen ist eine der preiswertesten sportlichen Betätigungen überhaupt. Wir brauchen weder Sporthalle, Sportplatz, Sportverein oder besondere Trainingsgeräte. Aber eines ist unverzichtbar: vernünftige Laufschuhe.

Laufschuhe und -socken

Gute Joggingschuhe und Laufsocken sind ein absolutes Muss. Leider sind die guten Laufschuhe doch recht teuer und häufig unter 100 € kaum zu haben. Doch an dieser Investition führt kein Weg vorbei. Natürlich weiß ich selbst, wie schwer es der angehenden Läuferin bzw. dem angehenden Läufer fällt, so viel Geld für ein Paar Laufschuhe auszugeben. Meine ersten Laufschuhe gehörten zu der sogenannten „preiswerten" Kategorie. Doch bald schmerzten die Gelenke so, dass ich mit diesen Schuhen nicht mehr laufen konnte. Notgedrungen kaufte ich mir im zweiten Anlauf ein Paar gute und teurere Joggingschuhe und war bald meine Gelenkprobleme los. Das Geld für die ersten Schuhe war damit verloren, ein überflüssiges, teures und in Bezug auf die anfänglichen Gelenkbeschwerden schmerzhaftes Lehrgeld.

Vielleicht führen wir uns einmal vor Augen, was schon normale Schuhe kosten – und was machen unsere Füße dabei nicht alles mit! Wer Angst hat, dass er möglicherweise nach ein paar Wochen die Lust am Joggen verliert (ein kaum vorstellbarer Gedanke) und die Joggingschuhe dann herumstehen könnten, irrt in der Regel. Wer erst einmal gute Laufschuhe kennengelernt hat, wird sie als äußerst bequeme Freizeitschuhe, also auch ohne zu joggen, schätzen. Außerdem sollten wir die sogenannten Auslaufmodelle des Vorjahres nicht außer Acht lassen. Zwar lässt das Dämpfungsmaterial auch bei einem unbenutzten Schuh mit der Zeit nach, aber die Kostenersparnis ist für absolute Anfänger ein wichtiger Faktor. Wer dann erst einmal Freude am Laufen gefunden hat, „wagt" sich auch an die Kosten für neue, aktuelle Laufschuhe heran.

Neben dem Preisproblem stellt sich bei der Auswahl der Laufschuhe aber noch ein Problem, nämlich die Qual der Wahl. Die Wahl hängt nämlich von der Fußstellung ab. Wir unterscheiden den Normalfuß, den Senkfuß und den Hohlfuß. Der Normalfuß ist natürlich unproblematisch. Er zeigt ein anatomisch bedingtes „Nachinnenknicken" beim Aufsetzen des Fußes. Dies bewirkt eine gewisse Federung, die sogenannte *normale Pronation*, und ist im begrenzten Maße erwünscht. Erst wenn der Fuß zu tief einknickt – im Extremfall berührt im Stand die gesamte Fußfläche den Boden –, spricht man vom Senkfuß. Dieser benötigt eine Innenstützung im Laufschuh gegen das zu starke Nachinnenknicken, die so genannte *Überpronation*.

Abbildung 6: *Die Auflageflächen der im Text besprochenen Fußformen (aus Runners World, 1999, S. 30)*

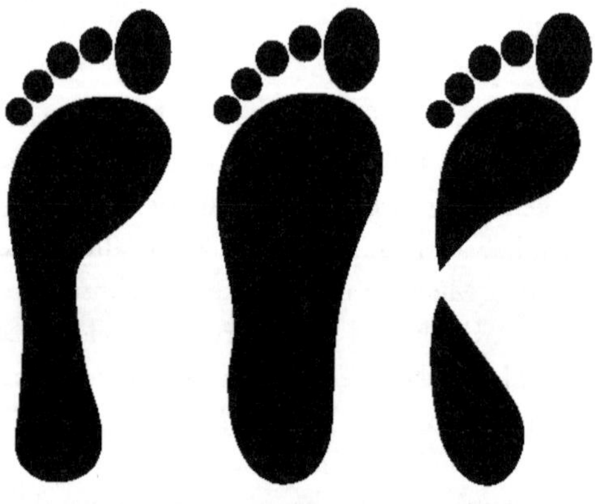

Der Hohlfuß hingegen liegt im Stand nur mit den Zehen, der Ferse und dem äußersten Rand des Fußes auf. Er zeigt in der Regel keine ausreichende Pronation (Unterpronation) und benötigt eine stärkere Außenstützung gegen das Abknicken nach außen, die sogenannte *Supination*. Bei guten Markenlaufschuhen finden sich in den Prospekten jeweils Informationen, ob der Schuh für einen normalen Fuß, für „Pronierer" oder „Supinierer" geeignet ist. Abbildung 5 zeigt die schematisch wiedergegebenen Auflageflächen. Treten Sie mit feuchten Füßen auf Packpapier, dann können Sie anhand Ihres Fußabdruckes entscheiden, zu welcher Gruppe Ihre Füße gehören.

Da Frauen in der Regel schmalere Füße haben als Männer, sind die normalen Laufschuhe oft zu breit. Deswegen bieten einige Sportschuhfirmen spezielle Damenlaufschuhe an. Diese sind dann insgesamt schmaler gebaut (sogenannter schmalerer Leisten), sodass der Fuß nicht „schwimmt". Es ist sinnvoll, als Läuferin auf diese Damen-Joggingschuhe zurückzugreifen.

Manche Laufschuhläden verfügen über ein Laufband mit einer Videokamera, die den Probelauf eines Schuhinteressenten aufzeichnen kann. Das ist im Prinzip eine gute Möglichkeit zu kontrollieren, ob der betreffende Schuh für die jeweilige Person geeignet ist oder nicht. Bei Laufanfängerinnen und -anfängern bin ich allerdings von dieser Methode nicht so überzeugt, da sie häufig auf dem Band völlig anders laufen als sonst. Sie müssten also zunächst üben, auf einem Laufband zu laufen. Erfahrene Joggerinnen und Jogger hingegen wissen schon, welchen Schuh sie benötigen, und brauchen dann das Laufband auch kaum. Noch ein Hinweis: Es ist nicht ratsam, als Neuling einen Wettkampfläufer bezüglich der Laufschuhe um Rat zu fragen. Diese bevorzugen in der Regel härtere – weil schnellere – Schuhe, als sie Anfänger benötigen. Das heißt, ich empfehle einem Laufanfänger einen eher weicheren Schuh, der aber einen festen seitlichen Halt geben muss.

Wissen wir erst einmal, zu welcher Fußform wir neigen, dann können wir uns bezüglich der Schuhauswahl z.B. bei den jährlichen Laufschuhtests der Stiftung Warentest über das Angebot informieren. Wer sich noch differenzierter mit den Joggingschuhangeboten auseinandersetzen will, dem empfehle ich die Lektüre der regelmäßigen Laufschuhtests in den verschiedenen Läuferzeitschriften.

Eine ebenfalls hilfreiche Vorgehensweise ist die Fußmessung, die einige gut ausgerüstete Sportartikelläden durchführen. Hierbei stellt sich der Interessent auf einen Scanner. Anhand dieser eingemessenen Fußform lässt sich am Bildschirm überprüfen, welcher Schuh am besten passt. Dazu müssen natürlich die Schuhmaße im Rechner verfügbar sein. Wer diese Möglichkeit nicht hat, sollte vor allem darauf achten, dass der Schuh groß genug ist. Zwischen dem größten Zeh und der Fußspitze sollte ein

Daumen breit Spielraum sein. Dies ist wegen der Laufbewegung notwendig. Laufschuhe sind somit immer ein bis zwei Nummern größer als normale Straßenschuhe.

Ansonsten verwirren einige Schuhhersteller mit überzogenen Beschreibungen. Pramann (2001, S. 42) macht sich mit folgender, von mir gekürzten Darstellung über dieses „Fachchinesisch" lustig, wenn er schreibt: „... Transparente Ice-Bottom-Laufsohle, atmungsaktives Nylon-Mesh, Gilly Schnürsystem heißt das in der Fachsprache. Und was bitte ist Abzorb ... oder Hydrowflow ... oder gar Ground Reaction Inertia Device? ... Und welches Paar ist denn jetzt das beste für mich? Och, vielleicht nehme ich doch die Blauen da. Die Farbe gefällt mir ganz gut."

Wer nun 100 bis 150 € für gute Laufschuhe ausgegeben hat, sollte bei den Socken nicht sparen. Sie stellen nämlich die Verbindung zwischen Fuß und Schuh her. Laufsocken dürfen keine Falten werfen, nicht zu dünn sein und keine Naht haben. Nur so lassen sich Blasen vermeiden.

Laufbekleidung

Auf eine besondere Trainingskleidung können wir verzichten. Fast jeder hat einen Freizeitanzug, und der reicht anfangs völlig aus. Wer einen Jogginganzug haben will, findet ihn äußerst preiswert in jedem beliebigen Kaufhaus. Natürlich gibt sehr schicke, modische und durchaus zweckmäßige Laufbekleidung, aber sie ist zunächst nicht wichtig. Nur während der kälteren Jahreszeit ist eine spezielle Unterwäsche sinnvoll, die Schweiß von der Haut nach außen transportiert (sog. Funktionswäsche). Als Oberbekleidung empfiehlt es sich dann, mehrere Teile übereinander zu ziehen (statt eines dicken Oberteils). Wer das nötige Geld hat, kann sich auch einen der sehr teuren, aus wasserdichtem, aber dampfdurchlässigem Stoff (z. B. Goretex®, Sympathex®) hergestellten Laufanzüge kaufen. Sie schützen bei Regen vor Nässe von außen, lassen den Körperdampf aber abziehen.

Frauen empfehle ich, sich einen Sportbüstenhalter zuzulegen. Einer Entzündung der empfindlichen Brustwarzen kann so vorgebeugt werden und im Winter besteht ein zusätzlicher Wärmeschutz.

Die ersten Laufstrecken

Als Jogginganfängerin und -anfänger wollen wir – bis wir etwa 30 Minuten ununterbrochen laufen können – möglichst nur auf *ebenen Strecken* joggen. Steigungen sollten zunächst gemieden werden, denn jede noch so geringe Steigung fällt uns zu Anfang ungleich schwerer als später, wenn wir erst einmal trainierter sind. Stehen uns keine ebenen Strecken zur Verfügung, versuchen wir, den Lauf so zu gestalten, dass die Steigung in eine Gehpause fällt. Aber auch das Bergablaufen sollte mit größter Vorsicht angegangen werden. Die Aufprallgewichte auf unsere Füße und Gelenke verstärken sich hier nämlich noch einmal. Unachtsamkeit kann dabei mit Rückenbeschwerden bestraft werden.

Entgegen allen Fachsimpeleien von kompetenter und inkompetenter Seite sollte der Anfänger auf Asphalt oder ähnlich glattem Boden laufen. Die besseren Jogging-

Laufregeln 2

1. Gute Joggingschuhe und -socken sind für uns unverzichtbar.
2. Zu Anfang laufen wir möglichst auf ebenem Untergrund und ohne Steigungen.
3. Ca. zwei Stunden vor dem Laufen essen wir nichts.
4. Wir achten vor und nach dem Lauf auf ausreichende Flüssigkeitszufuhr.
5. Wir berücksichtigen die Witterung.
6. Vor jedem Lauf machen wir ein paar Lockerungs- und Aufwärmübungen, nach jedem Lauf einige Dehnübungen (Stretching).
7. Unser Lauftempo ist so langsam wie möglich. Wer aus der Puste kommt, läuft zu schnell.
8. Bei Problemen, eine Trainingseinheit zu schaffen, wiederholen wir diese. Das Gesamtprogramm verlängert sich entsprechend.
9. Jeder muss sich zubilligen, mal einen „schlechten Tag“ zu haben, an dem es nicht so läuft, wie man möchte. Das kennen auch erfahrene Läufer und entmutigt uns nicht.

schuhe sind so konstruiert, dass sie das Aufprallgewicht beim Laufen – je nach Laufstil das Zwei- bis Vierfache des Körpergewichts – gleich gut dämpfen wie der berühmte Waldboden. Je schneller jemand läuft, umso höher ist das Aufprallgewicht.

Das so gern propagierte Laufen auf dem weichen Waldboden ist in der Regel nichts für Laufanfänger, denn die Unebenheiten solcher Waldwege, die zudem häufig mit Schotter (auf dem es sich unangenehmer läuft) für Waldfahrzeuge passierbar gemacht worden sind, belasten das Fußgelenk einer Anfängerin bzw. eines Anfängers ganz erheblich. Schmerzen in den Gelenken sind dann keine Seltenheit. Hinzu kommt die anfangs nicht geringe Gefahr des Umknickens auf unebenem Untergrund.

Asphalt ist zugegebenermaßen hart, wird aber durch gute Schuhe kompensiert und gibt dem Fuß Stabilität. Das Fußgelenk wird so weniger strapaziert. Wenn wir dann in unserem Bewegungsablauf beim Joggen sicherer geworden sind, können wir auch auf unebenem Boden laufen. Aber selbst dann sollten uns vorübergehende Fußgelenkbeschwerden nicht wundern.

Essen und Trinken

Direkt vor einem Lauf sollten wir nichts gegessen haben. Mit vollem Magen zu joggen ist nicht nur ungesund, sondern macht auch keinen Spaß. Es kostet keine große Mühe, das Laufen und unsere Nahrungsaufnahme so einzurichten, dass wir etwa zwei Stunden vor dem Joggen nichts mehr essen. Besondere Diäten sind für uns Gesundheitsjogger entbehrlich, sofern wir eine allgemein ausgewogene Ernährung pflegen.

Völlig anders ist es mit dem Trinken. Wir müssen unbedingt darauf achten, genügend zu trinken, insbesondere wenn die Laufzeiten länger werden. Der Flüssigkeitsverlust durch das Schwitzen muss ausgeglichen werden. Wir sollten vor und nach einem Lauf trinken, und bei längeren Läufen – also über eine Stunde – auch während des Joggens. Fahren wir mit dem Auto zum Training, ist es sinnvoll, immer eine Flasche Mineralwasser oder vorher zubereiteten Tee mitzunehmen, sodass wir direkt nach dem Lauf trinken können.

Das Durstgefühl ist ein Warnhinweis des Körpers, dass ihm Flüssigkeit fehlt. So weit sollten wir es gar nicht erst kommen lassen. Das bedeutet, selbst wer nach dem Joggen keinen Durst hat, *muss* trinken. Wir können bei längeren Läufen „im Voraus" trinken. Im Handel gibt es eine Reihe spezieller Getränke für Ausdauersportler. Wer will, kann sie sich kaufen, notwendig ist das nicht. Mineralwasser oder eine Apfelschorle sind für uns Gesundheitsläufer völlig ausreichend.

Wir sollten uns jedoch davor hüten, kurz vor einem Lauf ein stark zuckerhaltiges Getränk aufzunehmen, etwa eine Limonade, eine Tasse Schokolade oder Ähnliches. Der Zucker gelangt umgehend in unsere Blutbahn, der Blutzuckerspiegel steigt rasch an und regt unsere Bauchspeicheldrüse an, Insulin zu produzieren. Das Insulin hat die Aufgabe, den Blutzuckerspiegel zu regulieren – in unserem Beispiel den zu hohen Blutzucker auf das Normalmaß zu reduzieren. Da wir inzwischen losgelaufen sind, reduzieren wir aber unseren Blutzuckerspiegel *zusätzlich* durch unseren laufbedingten Energieverbrauch. Dadurch sinkt der Blutzucker rapide ab und wird zu niedrig, eine sogenannte Hypoglykämie. Plötzlich fehlen die Energien zum Laufen, uns kann etwas übel werden oder wir haben das Gefühl von „Puddingbeinen". Sollte uns einmal ein solcher Fehler unterlaufen, führen wir eine unplanmäßige Gehpause ein, bis es uns wieder besser geht.

Gymnastik

Bevor wir lostraben, sind einige Lockerungsübungen empfehlenswert, bei ambitionierten Läufern auch Aufwärmübungen. Ein paar gymnastische Übungen nehmen uns das Gefühl, steif zu sein, und wir laufen leichter. Da wir aber noch kalt sind, müssen die Übungen vorsichtig und mit Bedacht durchgeführt werden. Wer es besonders gut machen will, der läuft sich erst zwei bis fünf Minuten ganz langsam warm und macht dann seine gymnastischen Übungen, zum Beispiel:

- Einen Fuß etwas anheben und mit der Fußspitze einige Kreise in die Luft malen, anschließend mit dem anderen Fuß wiederholen.

- Ein Bein vor dem Körper mehrfach seitwärts schwingen, danach ein paar mal vor und zurück schwingen, anschließend das Gleiche mit dem anderen Bein machen.

- Mit beiden Füßen mehrfach auf den Zehenspitzen auf und ab wippen.

- Einmal langsam eine Kniebeuge durchführen, anschließend die Beine „ausschütteln".

- Die Beine in leichte Grätschstellung bringen, den Oberkörper nach vorne beugen und mit beiden Händen abwechselnd den linken und den rechten Fuß berühren.

- Langsam mit beiden Schultern erst vorwärts und dann rückwärts kreisen.

Der gymnastischen Übungen gibt es viele, für hilfreich erachte ich das Übungsfaltblatt von Reichel, Blum und Seibert (1988). Im Laufe der persönlichen Trainingserfahrung merkt mit der Zeit jeder selbst, welche Übungen besonders gut sind. Sie sollten dann zu einem festen Programmpunkt beim Joggen werden.

Nach dem Lauf empfehle ich das Dehnen. Einige ganz einfache, effektive Übungen sind folgende (jede Dehnung ca. zehn bis zwanzig Sekunden halten):

- Wir machen einen Schritt mit dem rechten (und anschließend mit dem linken) Bein nach vorn und winkeln es an, das hintere Bein ist gestreckt. Beide Füße bleiben auf dem Boden und beide Fußspitzen zeigen nach vorn in die Blickrichtung. Mit einem „Tiefergehen" des vorgesetzten Fußes dehnen wir den Wadenmuskel und die Achillessehne.

- Im Stehen winkeln wir das rechte Bein so an, als wollten wir mit unserer Ferse das Gesäß berühren. Mit der rechten Hand halten wir den Fuß und dehnen so den rechten Oberschenkel. Anschließend wiederholen wir die Übung mit dem linken Bein.

- Wir beugen den Rumpf nach vorn, Kopf und Arme hängen locker nach unten. Aus dieser Hängehaltung richten wir uns langsam auf. Dabei stellen wir uns vor, wie wir unsere Wirbelsäule Wirbel für Wirbel – gewissermaßen klötzchenweise – aufbauen.

Ausführliche Übungen finden sich auf der Internetseite des Deutschen Olympischen Sportbundes unter: www.richtigfit.de/rf/training-tests/dehnuebungen.

Witterungseinflüsse

Bei Sonnenschein und gemäßigten Temperaturen macht Joggen natürlich den größten Spaß. Auf eine solche Wunschwitterung können wir aber nicht warten. Wir wollen unsere Laufbereitschaft nicht zu sehr zu einer Wetterfrage machen.

Regen hält uns vom Laufen genauso wenig ab wie Kälte oder Schnee – wir kleiden uns einfach wetterangepasst. Vor allem müssen wir sofort nach einem Lauf die nasse Kleidung aus- und trockene Sachen anziehen. Das gilt ebenfalls für verschwitzte Kleidung. Wer mit seinem Auto zum Lauftreff fährt, sollte trockene Kleidung zum Wechseln mitnehmen. Sich nass oder durchgeschwitzt nach einem Lauf an das Steuer zu setzen und heimzufahren wird meist mit einer Erkältung bestraft. Das ist leicht vermeidbar.

So wenig wir vom Blitz getroffen werden wollen, ist es nicht gut, vor sturmgeschädigten Bäumen oder Ästen in Deckung gehen zu müssen, statt zu joggen mehr zu rutschen oder gar einen Hitzschlag zu erleiden. Gerade der letzte Punkt wird leicht übersehen. Hitze – besonders bei untrainierten Laufanfängern – kann eine große Gefahr darstellen. Es empfiehlt sich nicht, in der prallen Mittagssonne zu laufen, und generell sollte bei hohen Temperaturen das Joggen auf die kühleren Abendstunden oder ganz frühen Morgenstunden verschoben werden. Es ist etwas schwierig, generelle Temperaturgrenzen anzugeben, da die Temperaturempfindlichkeit abhängig ist von der individuellen Reaktion gegenüber hohen Temperaturen, aber auch dem Trainingszustand. Für Hitzeempfindliche sind 24 bis 25 Grad schon zu viel, aber Temperaturen über 28 Grad gelten allgemein als Kontraindikation zum Laufen. 2007 ging das Debakel des Chicago-Marathon durch die Presse. Die Rennleitung hatte – offensichtlich zu spät – den Wettkampf bei 31 Grad Hitze abgebrochen. 350 Läufer mussten ins Krankenhaus, einer starb (Mainpost, 2007).

Mit Gesundheitslaufen hat das natürlich nichts mehr zu tun. Und nicht vergessen: Bei warmem Wetter besonders viel trinken. In den letzten Jahren erschrecken uns während lang anhaltender Schönwetterperioden immer wieder die zu hohen Ozonwerte. Entsprechende Warnungen der Medien nehmen wir ernst und lassen dann lieber mal einen Lauf ausfallen.

Wettermäßige Hinderungsgründe zu joggen sind:

- Gewitter
- Sturm
- Glatteis
- zu große Hitze
- zu hohe Ozonwerte

Lauftempo

Ich habe es schon mehrfach betont: Wir laufen *langsam*. Das Joggen soll der psychischen und körperlichen Gesundheit dienen, es soll uns Spaß machen und keine Wettkampfvorbereitung sein. Das anfängliche Lauftempo entspricht einem sehr schnellen Gehen. Der Unterschied zwischen Gehen und Laufen liegt weniger in der Geschwindigkeit als in der sogenannten „Flugphase". Damit ist gemeint, dass es beim Joggen – im Gegensatz zum Gehen – einen Moment gibt, wo beide Füße in der Luft sind. Unser Lauftempo ist in Ordnung, wenn wir uns beim Laufen noch unterhalten können (gewissermaßen ein kommunikatives Laufen betreiben), also nie kurzatmig werden. Wir bewegen uns so immer im aeroben Bereich (vgl. Kap. 3.2).

Wenn keine körperliche Einschränkung vorliegt (vgl. Kap. 9.1), brauchen wir bei unserem Genusslaufen auch keine Pulsmessgeräte. Solche Geräte sind sinnvoll bei Koronarsportgruppen und leistungsorientierten Läufern, die im sogenannten „optimalen Trainingsbereich" laufen wollen. Letzteres ist aber auch nur dann sinnvoll einsetzbar, wenn zuvor eine entsprechende Leistungsmessung erfolgt ist.

Zahllose Zuschriften zu meinem Buch zeigen, dass viele erst durch die Ermunterung zum *langsamen* Laufen den Mut gefunden haben, überhaupt mit dem Laufen anzufangen, und dadurch den Weg zur Bewegung und ihren positiven psychischen Effekten wiedergewonnen haben. Schon Lydiard als einer der entscheidenden Verfechter des Joggens (Lydiard & Gilmour, 2002) hat in seinen Joggingregeln u. a. betont: „Es ist leicht, schneller zu laufen, als ihnen zuträglich ist. Sie sollten jedoch langsam laufen. Denken Sie immer daran: *Sie können nie zu langsam laufen!*" (S. 53)

Laufen wir in einer Gruppe, so bestimmt das langsamste Gruppenmitglied das Tempo. Wer bei einem Lauftreff mitläuft, kann von dem Lauftreffleiter bzw. der -leiterin erwarten, dass diese Temporegel beachtet wird. Lauftreffs, bei denen nach 200 Metern die Laufgruppe schon weit auseinandergezogen läuft, meist nicht ohne Wettkampfdenken, verdienen meiner Meinung nach nicht den Namen „Lauftreff". Mit der Zeit nimmt die körperliche Fitness zu und das Lauftempo wird dadurch automatisch etwas schneller. Dies passiert aber unmerklich, also ohne die bewusste Intention, schneller laufen zu wollen. Deshalb kann das Tempo einer Gruppe, die schon länger joggt, jedoch glaubt, langsam zu laufen, für einen Anfänger/eine Anfängerin schon etwas zu schnell sein.

Gute Lauftreffs nehmen auf die Neulinge Rücksicht und richten gegebenenfalls mehrere Laufgruppen mit unterschiedlichem Trainingsstand ein. Ich erinnere mich an einen Lauftreff, bei dem die Leitung zügig loslief und vereinzelte andere Jogger in dem chancenlosen Bemühen, Anschluss zu halten, einsam hinterherliefen. Dies führt zu der von Rommelmann und Hettinger (1989) festgestellten leistungsmäßigen Überforderung der Lauftreffteilnehmer und -teilnehmerinnen. Von *solchen(!)* Lauftreffs – die eher leistungsorientierte Trainingsgemeinschaften sind – rate ich Laufanfängern dringend ab.

Wie meine Frau Verena Bartmann in einer Studie aufzeigen konnte (2007), können Lauftreffs mit einem sanften Laufprogramm für Anfänger ihren Zulauf ganz erheblich vergrößern. Damit erfüllt dann ein Lauftreff auch die vom DLV

(1999) vorgesehene Konzeption – nämlich ein kostenfreies Angebot für Läufer und Läuferinnen höchst unterschiedlicher Leistungsstufen zu bieten. Ein solcher Lauftreff stellt eine empfehlenswerte Möglichkeit dar, andere Läufer kennenzulernen, Kontakte aufzubauen und Erfahrungen auszutauschen.

Im Zusammenhang mit dem Lauftempo seien die Begriffe 5er-Schnitt, 6er-Schnitt, 7er-Schnitt usw. erläutert. Die jeweilige Zahl gibt die benötigten Minuten für einen Kilometer an. 6er-Schnitt heißt also, in 6 Minuten 1 km zu laufen. Joganfängerinnen und -anfänger laufen meist einen 8er- oder 8,5er Schnitt, und das ist völlig in Ordnung. Jogger sollten, wenn sie erst einmal längere Strecken laufen können, auch akzeptieren, wenn sie bei einem 6,5er- bis 7er-Schnitt bleiben. Ein verbissener Ehrgeiz, schneller werden zu wollen, schadet dem Laufspaß und damit dem psychischen Wohlbefinden.

Wann wir nicht laufen sollten (Kontraindikationen)

Wenngleich ich mehrfach vor der Schon-Ideologie gewarnt habe, dürfen wir nicht verkennen, dass es neben den wenigen oben genannten störenden Witterungseinflüssen auch körperbezogene Kontraindikationen gibt. Wir laufen natürlich nicht, wenn wir krank sind. Laufen schützt uns im hohen Maße vor Krankheiten, aber wenn wir einmal Fieber haben, gilt ein *absolutes Laufverbot*. Wer trotz Fieber läuft, kann sich schwere körperliche Schäden zuziehen. Auch bei Zerrungen oder Bänderüberdehnungen, falls wir mal umknicken, warten wir mit der nötigen Gelassenheit das Ausheilen einer solchen Verletzung ab. Übrigens verletzen sich wettkampforientierte Läuferinnen und -läufer weitaus häufiger als Genussläuferinnen und -läufer.

Atmung

Eigentlich gibt es hier nicht viel zu sagen, aber da ich in den Zuschriften doch häufig danach gefragt werde, hier ein paar kurze Erläuterungen. Ein Punkt vorweg: Wer beim Joggen kurzatmig wird, sodass er sich nicht mehr mit anderen Läuferinnen und Läufern unterhalten kann, läuft – wie schon beim Lauftempo erläutert – zu schnell. Wir wollen ja immer aerob laufen (vgl. Kap. 2.1). Da die Atmung ein natürlicher, automatisierter Vorgang ist, ist eine besondere Einflussnahme nicht erforderlich. Bei den berüchtigten Seitenstichen hilft es manchmal, auf die *Aus*atmung zu achten. Pusten Sie – durchaus im Laufrhythmus – so viel Luft aus Ihrem Körper heraus wie möglich. Auf ein tiefes Einatmen sollten Sie nicht achten – es erfolgt dann nämlich automatisch.

Ein Lauf verdient Belohnung

Für den, der regelmäßig läuft, stellt das angenehme Gefühl während und nach dem Joggen an sich schon eine große Belohnung dar. Bei *dem Laufanfänger* hingegen haben sich kleine Zusatzbelohnungen für die große Mühe als äußerst hilfreich erwiesen.

Wir sollten darauf achten, dass wir uns nach einem Lauf selbst eine Freude bereiten, eben mit einer Belohnung. Alle Dinge, die wir schon immer besonders gern hatten, haben Belohnungswert. Also: ein Eis essen, mit Freunden ausgehen, ins Kino gehen, sich ein besonders gutes Glas Wein gönnen, sich massieren lassen, ein spannendes Buch oder einen Comic lesen usw. Ich empfehle, eine kleine Liste mit solchen Dingen und Tätigkeiten zu erstellen, die sie besonders gern haben. So haben wir immer eine Belohnung parat und können sie variieren.

Die jeweils vorgesehene Belohnung sollte schon vor dem Lauf feststehen und muss direkt danach erfolgen (nicht etwa einen Tag später). Je unmittelbarer die Belohnung dem Laufen folgt, umso größer ist ihr Effekt, unsere Laufaktivität zu unterstützen und die Anfangsmotivation aufrechtzuerhalten.

Disziplin und Geduld mit sich selbst

Selbstdisziplin ist beim Joggen schon notwendig. Das bezieht sich sowohl auf die Überwindung der immer wieder auftretenden Trägheitsphasen als auch auf die Forderung, langsam zu laufen.

Disziplin ist sowohl beim Einhalten des Trainingsprogramms als auch beim Beachten der Ruhetage, an denen nicht gelaufen werden soll, erforderlich. Die Versuchung, Programmpunkte zu überspringen, ist ebenso groß wie der Wunsch, jeden Tag zu laufen und so das gesamte Programm in kürzerer Zeit zu absolvieren. Je untrainierter wir zu Beginn unserer Joggingkarriere sind, umso größer ist die Verpflichtung, unserem Körper die nötige Zeit zur Anpassung an die neue Belastung zu geben. Wir benötigen Geduld mit uns selbst. Dadurch gewinnen wir sicherlich an Selbstbeherrschung.

Geduld ist vor allem dann erforderlich, wenn uns an einem Tag das Laufen mal besonders schwerfällt. Das ist überhaupt nichts Besonderes, und es macht gar nichts, wenn wir dann das vorgesehene Programm nicht schaffen. Wir wiederholen es einfach beim nächsten Lauf. Wir müssen bereit sein, uns einen „schlechten Tag“ zuzubilligen. Jeder Jogger hat das schon mal kennengelernt: die Füße sind schwer wie Blei, und man hat das Gefühl, man liefe so schwerfällig wie ein Elefant. Das geht vorbei, und von solchen Momenten lassen wir uns nicht unterkriegen: Wir haben Geduld mit uns selbst.

Zusammenfassend gilt:
Durch die Beachtung einiger wichtiger Regeln vermeiden wir teures Lehrgeld.

9.4 Wer richtig denkt, läuft leichter

„Heute habe ich gar keine Lust zu joggen." Solche Überlegungen sind für den Läufer, insbesondere den Anfänger, Gift. Mit solchen Gedanken nehmen wir uns den letzten Mut zum Joggen. Für uns darf es keine Frage sein, ob wir laufen oder nicht – wir laufen. Wirkliche Hinderungsgründe sind die wenigen, oben aufgeführten Witterungsbedingungen und Kontraindikationen. Wir müssen uns nicht erst überwinden zu laufen – wir laufen selbstverständlich. Wer beginnt zu überlegen, ob er zur vorgesehenen Zeit laufen soll oder nicht, hat den Kampf gegen den berühmten inneren Schweinehund schon zu 50 Prozent verloren.

Wer dazu neigt, sein Joggen von seinen Launen abhängig zu machen, sollte sich mit anderen Laufanfängern zu festen Joggingterminen verabreden (vgl. den Punkt *Eigensteuerung* in Kap. 7.2). Solche Termine verhindern in aller Regel das zaudernde Abwägen: „Soll ich, soll ich nicht ..." Positive Gedanken und Überlegungen vor dem Laufen hingegen sind äußerst hilfreich, z. B.:

- Ich weiß, dass ich jetzt etwas für mich tue.
- Ich freue mich schon auf das tolle Gefühl nach dem Lauf.
- Erst mal dem Tagesfrust weglaufen – mit dem Joggen wird der Kopf wieder frei.

Es ist wichtig, dass wir mit einer möglichst *positiven Grundeinstellung* an den jeweiligen Lauf herangehen. Ist unsere Grundeinstellung immer negativ, machen wir etwas falsch. Entweder wir laufen zu schnell, zu viel, zu ehrgeizig, haben schlechte Laufschuhe oder Ähnliches. Es gibt auch Menschen, die grundsätzlich immer pessimistisch denken und dies auf das Joggen übertragen. In jedem Fall müssen wir versuchen, den Grund solch negativer Einstellungen zu finden und abzustellen.

Natürlich gibt es immer mal wieder Momente, in denen negative Gedanken versuchen, sich aufzudrängen. Wir können uns aber systematisch trainieren, solche negativen Kognitionen (= Gedanken) abzustellen und durch positive zu ersetzen. Das ist insbesondere für pessimistisch eingestellte Menschen eine unverzichtbare Übung. Für unsere Befindlichkeit und Stimmung ist weniger entscheidend, wie die *objektive Situation* aussieht, sondern vielmehr, wie wir die jeweilige Situation *bewerten* (also unser Denken, unsere Kognitionen).

„Nicht die Dinge beunruhigen den Menschen, sondern ihre Meinungen über die Dinge", schrieb der berühmte griechische Philosoph Epiktet vor 2000 Jahren (Epiktet, 1992, S. 12). Das heißt, wir müssen lernen, Sachverhalte aus einem positiven Blickwinkel heraus zu beurteilen.
Die Jogginganfängerin und der Jogginganfänger, die gerade froh sind, dass sie die ersten zwei Kilometer geschafft haben, und einen trainierten Läufer sehen, der zehn Kilometer laufen kann, haben zwei grundsätzlich unterschiedliche Möglichkeiten, diese objektive Situation zu bewerten:

1. Sie können sich *darüber ärgern*, dass sie *erst* zwei Kilometer joggen können und noch nicht so weit, also negativ denken: „Ich bin doch eine Flasche, dass ich das nicht jetzt schon schaffe."

2. Sie können sich *darüber freuen*, dass sie *schon* zwei Kilometer laufen können, also – was mancher Anfängerin und manchem Anfänger nicht gelingt – positiv denken: „Klasse, heute habe ich schon so viel geschafft. Das hätte ich mir vor einer Woche noch nicht zugetraut. Wenn ich so weitermache, erreiche ich die zehn Kilometer schneller, als ich mir vorgestellt habe."

Für beide Überlegungen ist die *objektive Situation* völlig gleich, aber es ist keine Frage: Mit den negativen Kognitionen bringen wir uns in eine miese Stimmung, mit der wir dann unsere objektive Lauffähigkeit verschlechtern. Die positiven Kognitionen der Version 2 hingegen heben unsere Stimmung, geben Mut und Zuversicht, und so verbessern wir unser tatsächliches Joggingvermögen.

Übersicht 4 bringt zur Übung einige Beispiele, wie negative Gedanken in positive verändert werden können. Beherrschen wir erst einmal diese Technik, können wir damit ebenso in anderen Problemsituationen Sachverhalte positiver sehen und so eher zu Lösungen kommen. Ich empfehle jedem, der bei sich negative Kognitionen entdeckt, diese in einer stillen Stunde aufzuschreiben. Zu jeder negativen Kognition muss er dann mindestens einen – besser mehrere – passende/n alternative/n Gedanken aufschreiben und sich einprägen. Auf diese Weise lernt jeder schnell, alternative Kognitionen parat zu haben.

Übersicht 4: *Beispiele für Änderungen negativer in positive Kognitionen*

negative Kognition	alternative positive Kognition
Ich bin ja bescheuert, bei so einem Sauwetter zu laufen.	Ich bin doch klasse, dass ich mich nicht durch das miese Wetter vom Laufen abhalten lasse.
Heute bin ich vom Job viel zu abgespannt, um zu laufen.	Jetzt locker laufen, und dann geht es mir wieder besser.
Verdammt, jetzt laufe ich schon 20 Minuten und habe die gleiche Strecke noch vor mir. Das ist ja entsetzlich lang.	20 Minuten hab ich jetzt schon geschafft und die zweite Hälfte lauf ich ja immer leichter.
Jetzt komme ich ja schon aus der Puste, ich Flasche.	Aha, zu schnell gelaufen. Also: schlau sein – langsamer joggen.
Mein Gott, was kann der schnell laufen.	Der arme Kerl läuft sich ja die Seele aus dem Leib. Gut, dass ich nicht so verrückt bin.
Heute ist nichts los mit mir. Meine Beine sind so schwer wie Blei.	Erst mal betont langsam lostraben – so schwer wie es mir jetzt fällt, kann es nur noch leichter werden.
Wenn ich heute nicht mehr schaffe als beim letzten Mal, gebe ich auf.	Bloß nicht unter Druck setzen. Und wenn ich vier Wochen die gleiche Strecke laufe – es tut mir in jeder Hinsicht gut.
Heute muss ich schneller werden.	Ich bin doch ein denkendes Wesen und kein Rennpferd. Wer klug ist, läuft langsam.
So ein Mist, jetzt hab ich vom Joggen Bauchschmerzen.	Aha, nach dem Essen nicht die nötige Pause eingehalten. Also eine Gehpause machen und dann besonders langsam joggen.
Diese Blähungen in der Laufgruppe, peinlich, peinlich.	Dem Joggen sei Dank, den Druck bin ich los.
Warum laufe ich eigentlich? Ich bin ja blöd, mich so zu quälen.	Das Joggen strengt mich zwar an, aber dafür geht es mir anschließend in jeder Hinsicht besser.

Grundsätzlich sollten wir motivierende, positive Gedanken und Einstellungen nicht erst als Reaktion auf negative Kognitionen einsetzen. Viel besser ist es, sich schon von vornherein mit einem entsprechenden Denken in die hilfreiche positive Laufstimmung zu bringen. Das müssen nicht immer nur auf Überlegungen beruhende Gedanken sein. Positive Vorstellungen, auch Innenbilder genannt (Lazarus, 1980), sind ebenso effektiv. Ein positives Bild wäre z.B. die intensive Vorstellung, wie wir immer leichter laufen.

Wer das Autogene Training (eine suggestive Selbstbeeinflussung nach Schultz, 1932/1991) beherrscht, kann sich so schon vor dem Joggen positiv beeinflussen. In der Fachliteratur finden wir Beispiele (z.B. Channon, 1984), wie sich einige Jogginganfängerinnen und -anfänger durch hypnotherapeutische Beeinflussung die Laufanfänge erleichtern ließen. Aber auch im Autogenen Training Unerfahrene können sich durch positive Gedanken oder Vorstellungen beeinflussen. *Intensive Vorstellungsbilder und Ideen haben nämlich in der Regel die Tendenz, die körperlichen Bedingungen zu erzeugen, die diesen entsprechen.* Diesen Satz sollten wir uns merken und uns dementsprechend verhalten.

Es ist gerade für Jogginganfänger hilfreich, sich beim Laufen durch positive Gedanken oder Selbstgespräche zu ermutigen. Ich selbst habe mir bei meinen Laufanfängen immer selbst suggeriert: „Ich laufe stolz und locker." Dieser für einen Außenstehenden vielleicht merkwürdig erscheinende Satz hat mir beim Laufen sehr geholfen. Fällt mir heute mal das Laufen schwer, greife ich immer wieder auf diese Autosuggestion zurück.

> ***Zusammenfassend gilt:***
> Wir sollten immer darauf achten, dass wir vor und während des Joggens nur positiven Gedanken zum Laufen nachhängen.

9.5 Joggen, Familie und Beruf: Geht das gut?

Joggen soll neben dem Gesundheitsaspekt Spaß machen. Es darf aber nicht die einzige Quelle sein, aus der wir unsere Freude und Erfolgserlebnisse gewinnen. Joggen als einzige Möglichkeit des Lustgewinns käme einer Verarmung der Persönlichkeit gleich. Wenn Familie, Beruf und andere soziale Kontakte eindeutig weniger wichtig werden als das Laufen, dann stimmt mit der Lebenssituation oder der Persönlichkeit der Läuferin bzw. des Läufers etwas nicht. Wir dürfen nicht wegen des Joggens unsere sozialen Bezüge vernachlässigen.

Der Mensch ist ein soziales Wesen und sucht in aller Regel die Partnerschaft. Wird daraus eine feste Lebensgemeinschaft – möglicherweise mit Nachwuchs –, so werden damit soziale Bindungen aufgebaut, zu denen das Joggen nicht in Konkurrenz stehen darf. Dient das Laufen aber dazu, sich der sozialen Nähe der Familie oder des Partners zu entziehen, dann besteht die Gefahr, dass schwelende – aber lösbare – zwischenmenschliche Konflikte ungelöst bleiben. Die Folge wäre eine zunehmend gestörte Partnerbeziehung. Wir sollten daher nicht glauben, Joggen würde Familien- oder Partnerkonflikte lösen.

Rümmele hat 1985 dazu ein Modell entworfen, bei dem ein Mann durch sein Laufen die Partnerin vereinsamen lässt, diese sich verständlicherweise eigene Interessensbereiche sucht, was dann wiederum den Mann ärgert. Das Gleiche ist aber auch möglich, wenn die Frau diejenige ist, die nur ihr Laufen im Mittelpunkt sieht. Reaktionen und Gegenreaktionen lassen sich in Modifikation von Rümmeles Modell folgendermaßen darstellen:

Ausgehend von dem egoistischen Verhalten desjenigen, der exzessiv läuft, entsteht ein Teufelskreis, bei dem sich anschließend beide Partner wechselseitig negativ beeinflussen. Das führt zu einer entfremdeten Beziehung, bei der es dann auch zum formalen Ende, also zur Trennung kommen kann. Wer so intensiv läuft, sollte ein erhöhtes Augenmerk auf seine Partnerschaft legen, es sei denn, er will die Trennung! Ansatzweise konnten Fernsehzuschauer diese Problematik in der Fernsehserie „Von null auf 42“ (Schlenker & Wessinghage, 2004) bei einigen der dabei trainierenden Teilnehmer und Teilnehmerinnen und ihren Partnerinnen und Partnern beobachten.

Den Gesundheitsjogger betrifft diese Problematik nicht. Das verbesserte Selbstbild und Selbstwertgefühl kann zur Optimierung einer gleichberechtigten Partnerschaft beitragen. Laufen kann besonders dann eine großartige Bereicherung für Familien oder Partnerschaften sein, wenn beide Partner gemeinsam joggen. Gemeinsame Aktivitäten verbinden. Hat ein Partner kein Interesse am Laufen, kann er auch Begleiter auf dem Fahrrad sein. Ich selbst laufe regelmäßig und gern mit meiner Frau. Früher begleiteten uns unsere Kinder häufig mit dem

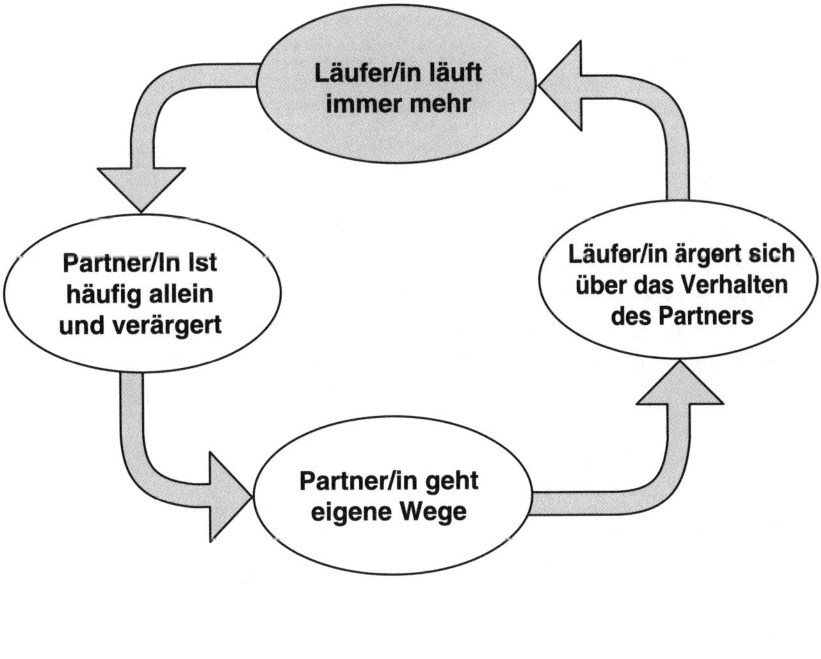

Mountainbike, heute, als Erwachsene, laufen sie selbst. Neben den positiven Effekten des Joggens stärkt dieses gemeinsame Erleben das Zusammengehörigkeitsgefühl.

Ein im Zusammenhang mit dem Laufen gelegentlich vorgebrachtes Vorurteil betrifft die Sexualität. Bei wettkampforientierten Marathonläufern stellte man einen deutlich niedrigeren Testosteronspiegel fest als bei Nichtläufern. Testosteron ist ein männliches Sexualhormon. Dieser Hormonmangel scheint zu einer Abnahme der sexuellen Aktivität zu führen. Dies gilt nicht für *Genussjogger*. Sie fühlen sich durch das Laufen vitaler und aktiver, und die verbesserte körperliche Fitness führt in der Regel zu einem aktiveren Sexualleben. Auch in dieser Hinsicht kann das Joggen einen Beitrag zur Optimierung einer Partnerschaft leisten.

Die alte Weisheit: *„Von der Dosis hängt es ab"*, gilt ebenso für die Auswirkungen des Joggens auf körperlich-seelisches Wohlbefinden sowie die sozialen Bezüge wie Beruf, Familie und Sexualität.

Zusammenfassend gilt:
Joggen soll Familie und Beruf bereichern, aber nicht in Konkurrenz dazu stehen.

9.6 Wettkampf oder psychische Gesundheit?

Zugegeben, Wettkampf und psychische Gesundheit als gegensätzliche Ziele des Laufens darzustellen ist bewusst provokativ, aber ich denke, dass sich so am besten die unterschiedlichen Laufintentionen charakterisieren lassen.

In der Bundesrepublik gibt es inzwischen so viele Volksläufe, dass wir an jedem Wochenende an einem oder zwei solcher Läufe teilnehmen könnten. Und tatsächlich gibt es eine Reihe von Volkslaufanhängerinnen und -anhängern, die von einem Volkslauf oder Stadtmarathon zum anderen fahren. Die Frage ist jedoch, ob es überhaupt wünschenswert und sinnvoll ist, an solchen Läufen teilzunehmen.

Die *Idee* des Volkslaufs ist an sich gut. Es macht Spaß mit anderen Läufern zusammenzukommen, Erfahrungen auszutauschen und gemeinsam zu laufen. Meiner Meinung nach ist dieser wichtige zwischenmenschliche Bereich aber bei vielen Volksläufen in den Hintergrund getreten und sie sind zu harten Wettkämpfen ausgeartet. Dominiert erst einmal das Wett*kampf*denken, dann geht es nicht mehr darum, *miteinander* zu laufen, sondern *gegeneinander*.

Der verbissene Ehrgeiz nach irgendwelchen Rängen oder letztlich bedeutungslosen Siegen führt verschiedentlich zu üblen Praktiken. So gibt es bei den Volksläufen meist 10- und 20-km-Strecken sowie, als sogenannter „Jedermannslauf", eine Joggingstrecke mit ca. fünf Kilometern. Ich kenne nun Läufer, die ohne Probleme den 20-km-Kurs laufen könnten und dies für sich allein auch tun. Sie haben dabei allerdings keine Chance auf einen der „ersten" Plätze. Deswegen treten sie in der 5-km-Joggingstrecke an und rennen dort natürlich den wirklichen Joggingläufern weg. Solche Läufer schämen sich nicht einmal ihres „Sieges" auf dieser für sie unangemessenen Strecke. Dass auf diese Weise Jogger entmutigt werden können, interessiert sie nicht.

Mich stört das grässliche Konkurrenzdenken bei diesen Läufen. Als wenn es im täglichen Leben nicht schon genug Konkurrenzkampf und Wetteifer gäbe. Dennoch mag ich die Atmosphäre bei den Volksläufen und nehme auch gelegentlich teil. Dabei bevorzuge ich aber kleinere Veranstaltungen und laufe bewusst *mein* Tempo. Wer sich stark genug fühlt, bei so einem Lauf nicht unter Leistungsdruck zu geraten, was gar nicht so leicht ist, soll also ruhig teilnehmen – ab und zu! Er muss aber über die nötige Selbstbeherrschung verfügen, sich nicht vom losrasenden Feld mitreißen zu lassen, da er sonst Gefahr läuft, sich zu übernehmen. Überforderungen und zu großer Ehrgeiz, das zeigen viele Laufstudien (z. B. Valliant, 1981), provozieren Verletzungen.

Wen es stören würde, als einer der Letzten bei einem Volkslauf durch das Ziel zu kommen, dem rate ich dringend von einer Volkslaufteilnahme ab. Das Misserfolgserlebnis kann den gesamten Spaß am Laufen verderben und zerstört dann die positiven Effekte des Joggens. Da sich die meisten Menschen nur schwer von ihrem Konkurrenzdenken bei solchen Wettkämpfen frei machen können – schließlich gibt es Ergebnislisten mit Namen, Zeit und Rang! –, rate ich dem Gesundheitsjogger zumindest von den großen Laufveranstaltungen ab. Für völlig überzogen halte ich den Griff zu Doping-Mitteln (egal welcher Art), um bei Wettkämpfen besser abschneiden zu können. Hier hört gesundheitsbewusstes Laufen auf, die Schwelle zu einer krankmachenden „Sucht" wird überschritten.

Wie schwer es einige Veranstalter den „Genussläufern" machen, selbst an Volksläufen teilzunehmen, können wir gelegentlich Läuferzeitschriften entnehmen. So beklagte sich in der Zeitschrift *Spiridon* ein Jogger (Schneider, 1989) aus dem „hinteren Feld" unter anderem darüber, dass

- Kinder als Helfer benutzte und verschmutzte Schwämme wieder einsammeln, in das ebenfalls verschmutzte Wasser eintauchen und den langsameren Läufern als Erfrischungsschwamm anbieten;
- bei den Getränkestationen Wasserreste aus nicht ganz leer getrunkenen Bechern der schnelleren Läufer in benutzte Becher zusammengeschüttet und angeboten werden;
- der Getränkestand schon abgebaut ist und man durstig weiterlaufen muss;
- die Durchlaufduschen schon abgebaut werden, bevor die letzten Läufer im Ziel sind;
- die Streckenposten gelangweilt und mit entsprechenden Bemerkungen den Schluss des Lauffeldes einweisen;
- „Abholer“ oder „Zieher“ den Lauf stören. Das sind meist Väter oder Ehemänner, die ihre Kinder bzw. Ehefrauen auf den letzten Kilometern zu Bestzeiten quälen;
- Veranstaltungshelfer bereits den Zieleinlaufkanal abbauen;
- die Zeitmessung bei den Schlussläufern „vergessen“ wird;
- die Duschen nur noch kaltes Wasser bieten;
- man bei einer Tombola unter den Teilnehmern leer ausgeht, weil der Veranstalter keine Lust hatte zu warten, bis sich auch die langsamen Läufer geduscht haben.

Mein Traum ist ein alternativer Jogginglauf. Bei einem solchen Lauf würde ich den Wettkampfcharakter durch die Einführung von Zeitgruppen und Mindestzeiten abbauen. So würde ich z. B. bei einem 10-km-Lauf die *Mindestzeit* auf 45 Minuten setzen, d. h., wer schneller läuft, erhält dennoch nur 45 Minuten als Laufzeit bestätigt. Dadurch vergraule ich bewusst die Ehrgeizlinge unter den Läufern. Außerdem gäbe es so ganz viele „erste Plätze“. Die folgenden Zeiten würden immer in Fünf-Minuten-Intervallen erfasst. So entstünden immer Laufgruppen mit 50 Minuten, 55 Minuten, 60 Minuten usw. Das bedeutet, dass alle Läuferinnen und Läufer, die z. B. zwischen 51 und 55 Minuten für die Strecke benötigt haben, einheitlich auf ihrer Siegerurkunde 55 Minuten bestätigt erhalten. Damit gibt es keine Konkurrenzreihe, der Gruppenlauf wird gefördert und in der „letzten“ Zeitgruppe ist nie eine Läuferin oder ein Läufer allein. So vermeide ich auch, dass eine Gruppe, die fast den gesamten Lauf gemeinsam lief, kurz vor dem Ziel doch noch einen Wettkampf um ein oder zwei Sekunden austrägt. Letzteres musste ich leider auf Volksläufen beobachten.

> Wir joggen für unser Wohlbefinden und nicht, um anderen zu zeigen, dass wir die schnellsten, besten und größten Läuferinnen und Läufer sind.

9.7 Das Zauberwort Marathon

Es ist schon erstaunlich, was so ein Wort wie Marathon auslösen kann. Ich denke, die Sage, dass der erste Marathonläufer tot umgefallen sein soll, nachdem er seine Siegesnachricht übermittelte, hat einen nicht geringen Reiz für viele Marathon-Ambitionierte.

Der bereits zitierten Publikation von Laue (2006) können wir ein paar interessante geschichtliche Details entnehmen. Er weist darauf hin, dass die tatsächliche Entfernung zwischen Marathon und Athen 36,75 Kilometer beträgt. Nach ihm galt auch in den ersten Jahren jeder Lauf über ungefähr 40 Kilometer als Marathonlauf. 40 Kilometer hatten auch die Läufer 1896 bei der Premiere der Olympischen Spiele zurückzulegen. Die krumme Distanz von 42,195 Kilometern entstand 1908 bei den Olympischen Spielen in London. Laue schreibt dazu: „Ursprünglich war auch dieser Lauf über 40 Kilometer ausgeschrieben. Da aber die königliche Familie den Wunsch äußerte, den Start von der Terrasse des Windsor-Schlosses aus zu beobachten, wurde die Strecke verlängert. Und da der Lauf schließlich auch direkt vor der königlichen Loge im White City Stadion enden sollte, ergab sich exakt die ‚unrunde' Streckenlänge von 42,195 Kilometern, die dann am 27. Mai 1921 vom Internationalen Leichtathletikverband IAAF als verbindliche Streckenlänge für alle künftigen Marathons festgelegt wurde" (S. 9).

Ich will hier betonen, was ich im Vorwort zu diesem Buch angesprochen habe: Wer regelmäßig und bereits seit längerer Zeit läuft, gut vorbereitet ist und sich vorher medizinisch untersuchen lässt, dem möchte ich nicht die Freude am Marathonlauf nehmen.

Aber ich will auch deutlich sagen: Das Propagieren, Nichtläufer in einem Jahr zum Marathonlauf zu bringen, wie Schlenker und Wessinghage (2004) dies mit einer vierteiligen Fernsehserie – „Von null auf 42" – und einem entsprechenden Buch getan haben, halte ich für unverantwortlich. In dem Film wird gezeigt, wie eine übergewichtige Teilnehmerin dieser „Trainingsgruppe" immer wieder von den verantwortlichen Trainern zum Laufen aufgefordert wird, obwohl sie lieber Walken (also kraftvoll gehen) wollte. Erst als ihr Frisör (!) ihr riet zu walken, setzte sie ihren – vernünftigen – Bewegungswunsch durch. Zuvor hatte diese Teilnehmerin ihr erstes Desaster beim Mainzer Halbmarathon mit einem Zusammenbruch mitten im Lauf erlebt. Eine solche Teilnehmerin allein laufen zu lassen (wie dabei geschehen) hat mit verantwortlicher Anleitung meiner Auffassung nach nichts zu tun.

Auch das folgende Zitat passt hierzu. Es handelt sich um eine Zuschrift eines Marathonläufers in der Zeitschrift *Condition* (1992). Der Läufer hatte sich auf einem Foto in einem erbarmungswürdigen Zustand in der Zeitschrift wieder erkannt und schrieb:

> Ihr für mich völlig erschreckendes Foto entstand nach dramatischen Minuten vorher, denn 200 Meter vor dem Zieleinlauf trat bei mir eine plötzliche Unterzuckerung ein, die einen Sturz zufolge hatte! Faire, sportliche Mitläufer schleppten mich durch das Ziel, die Unterzuckerung wirkte sich logischerweise negativ auf das zentrale Nervensystem aus, in absoluter Unzurechnungsfähigkeit griff ich dabei Sanitätshelfer an ... Über den bedrohlichen Zustand wurde mir später im Krankenhaus Auskunft erteilt ... Dies war mein erster Marathon ... Trotz dieser bitteren Erfahrung wird es jetzt mit dem Marathon bei mir erst richtig losgehen. Ein- bis zweimal im Jahr strebe ich zukünftig an.

Hierzu fällt mir nur noch der Satz des amerikanischen Philosophen Santayana ein: „Those who cannot remember are condemned to repeat" (wer sich nicht erinnert, ist verurteilt zu wiederholen). Und während ich an der ersten Auflage dieses Buches schrieb, hörte ich im Radio, dass beim Berlin Marathon im Jahr 2000 ein Läufer tot im Ziel zusammenbrach und ein weiterer auf der Strecke starb. Dies soll kein Argument für ein generelles Nichtlaufen sein, sondern ein Plädoyer für ein ehrgeizfreies Gesundheitslaufen.

Zusammenfassend gilt:
Wer einen Marathon laufen will, dem soll der Spaß daran nicht genommen werden, sofern die nötige Vorsicht (ärztliche Untersuchung und langfristige, sorgfältige Vorbereitung) streng beachtet wird.

10 Nachwort

Ich habe versucht, in diesem Buch die großartigen Möglichkeiten des Joggens zur Verbesserung des psychischen Wohlbefindens und zur Bewältigung psychischer Probleme aufzuzeigen. Dabei wollte ich auch die Einordnung des Laufens im gesamten Feld therapeutischer Möglichkeiten darlegen. Außerdem war es mein Bemühen, zum Joggen zu motivieren und den Laufwilligen Hilfestellungen anzubieten. Die unzähligen positiven Zuschriften zu den bisherigen Auflagen und dem Vorgängerbuch haben mir bestätigt, dass ich bisher diese Ziele erreicht habe. Ich hoffe, das gilt auch für diese neue Auflage.

Daher bin ich der Leserin und dem Leser für eine Stellungnahme dankbar, ob sie bzw. er das Buch als informativ und hilfreich empfunden hat, was vielleicht vermisst wurde oder lieber etwas ausführlicher hätte sein sollen.

Prof. Dr. Ulrich Bartmann
Psychologischer Psychotherapeut
Fachhochschule Würzburg-Schweinfurt
Fachbereich Sozialwesen-Pflegemanagement
Münzstraße 12
97070 Würzburg
bartmann@lauftherapie-experten.de

Anhang 1 Literaturverzeichnis

Aaken, Ernst van (1984a). *Das Van Aaken Lauflehrbuch.* Aachen: Meyer & Meyer.

Aaken, Ernst van (1984b). *Krebsvorbeugung und Heilung durch Jogging und gesundes Leben.* Aachen: Meyer & Meyer.

Aaken, Ernst van (1984c). Grundsätze der schonungslosen Therapie: DL als Alternativ-Medizin. In A. Weber (Hrsg.), *Gesundheit und Wohlbefinden durch Laufen* (S. 55–62). Paderborn: Junfermann.

Aaken, Ernst van & Lennartz, Karl (1987). *Das Laufbuch der Frau.* Aachen: Meyer & Meyer.

Achilles, Achim (2007). *Das Walker-Hasser-Manifest.* München: Heyne.

Aronson, Elliot; Pines, Ayala M. & Kafry, Ditsa (1983). *Ausgebrannt – Vom Überdruß zur Selbstentfaltung.* Stuttgart: Klett-Cotta.

Bässler, Roland (1988). Ausdauerlauf und Wohlbefinden bei Schülern. *Sportunterricht, 37* (9), 334–343.

Bartmann, Ulrich (1989a). *Lauftherapie bei Krankenpflegepersonal.* Heidelberg: Asanger.

Bartmann, Ulrich (1989b). Lauftherapie. *SuchtReport, 1,* 40f.

Bartmann, Ulrich (1991). *Laufen und Joggen.* Stuttgart: Trias – Thieme.

Bartmann, Ulrich (1992). Joggen als therapeutische Technik bei sogenannten depravierten Alkoholikern. *Wiener Zeitschrift für Suchtforschung, 15* (4), 47–50.

Bartmann, Ulrich (1994). Wenn Patienten Laufen gehen. Laufen mit Psychiatriepatienten. In R. Lutz & N. Mark (Hrsg.), *Wie gesund sind Kranke?* (S. 211–215). Göttingen: Hogrefe.

Bartmann, Ulrich (Hrsg.). (in Druck). *Fortschritte in Lauftherapie, Band 2* (Schwerpunktthema: Lauftherapie bei depressiven Störungen). Tübingen: dgvt-Verlag.

Bartmann, Ulrich; Wolf, Margarethe & Kassing, Maritta (1995). Joggen als Teil der Ausbildung in Krankenpflege. *Die Schwester/Der Pfleger, 34* (6), 557ff.

Bartmann, Verena (2007). Erfahrungen mit einem systematischen und sanften Laufprogramm für Laufanfänger zur Erweiterung eines Lauftreffangebotes. In Ulrich Bartmann (Hrsg.), *Fortschritte in Lauftherapie, Band 1* (S. 89–99) Tübingen: dgvt-Verlag.

Bass, Catherine K. (1985). Running Can Modify Classroom Behavior. *Journal of Learning Disabilities, 18* (3), 160–161.

Berger, Bonnie G. (1984). Running Away from Anxiety and Depression. In Michael L. Sachs & Gary W. Buffone (Hrsg.), *Running as Therapy* (S. 138–171). Lincoln: Univ. Nebraska Press.

Bleuler, Eugen (1916/1983). *Lehrbuch der Psychiatrie* (15., von Manfred Bleuler überarbeitete Aufl.). Berlin: Springer.

Borchers, Hans-H. (1984). Von den Wirkungen des Ausdauertrainings auf die Organsysteme. In A. Weber (Hrsg.), *Gesundheit und Wohlbefinden durch Laufen* (S. 43–53). Paderborn: Junfermann.

Brickenkamp, Rolf (1981). *Aufmerksamkeits-Belastungstest, Test d2-Handanweisung*. Göttingen: Hogrefe.

Buffone, Gary W. (1984). Running and Depression. In Michael L. Sachs & Gary W. Buffone (Hrsg.), *Running as Therapy* (S. 7–22). Lincoln: Univ. Nebraska Press.

Cattell, Raymond B. (1978[2]). *Die empirische Erforschung der Persönlichkeit*. Weinheim: Beltz.

Channon, Lorna D. (1984). A Script for Reluctant Runners. *The Australian Journal of Clinical & Experimental Hypnosis, 12* (2), 139ff.

Cole, Deborah S. (1980). Psychosocial Factors Related to Marathon Running in Women. *Diss. Abstr. Intern., 40* (12-A), 6196f.

Condition (1992). Leserzuschrift zum Berlin-Marthon Heft 11/91. *Condition, 23* (1–2), 14.

Condition (1995). Der große Lauf aus der Isolation. *Condition, 26* (3), 56f.

Conzelmann, Achim (1988). Zur Entwicklung der Ausdauerleistungsfähigkeit im Alter. *Sportwiss., 18* (2), 160–175.

Cooper, Kenneth H. (1970). *Bewegungstraining*. Frankfurt a. M.: Fischer-Taschenbuch.

Cooper, Kenneth H. (1986). *Bewegungstraining ohne Angst*. München: BLV.

Crombach, G. (1977). Verhaltenstherapie bei einer chronifizierten endogenen Depression. *Der Nervenarzt, 48*, 651–655.

Demling, Ludwig (1986). Gute Laune (Teil 1 u. 2). *Fortschr. Med., 104*, 64f. und 70f.

Dilling, Horst; Mombour, W. & Schmidt, M. H. (Hrsg.) (2002). *ICD-10; Internationale Klassifikation psychischer Störungen*. Bern: Huber.

DLV (1999). *Lauf-Treff-Mappe*. Darmstadt: Deutscher Leichtathletik-Verband.

DLV (2009). *Laufen in Deutschland – Zahlen, Fakten, Daten*. Verfügbar unter: www.leichtathletik.de/dokumente/ergebnisse/uploads/brspo/laufen_in_deutschland.pdf (13.01.2009).

Duke, Marshall; Johnson, Thomas C. & Nowicki, Stephen (1977). Effects of Sports Fitness Camp Experience on Locus of Control Orientation in Children. *Res. Quart. Amer. Ass. Health, 48*, 280–283.

Eichmann, Klaus & Mayer, Inge (1985). *Kursbuch Psychotherapie*. München: Weixler.

Epiktet (1992), *Wege zum glücklichen Handeln*. Frankfurt a. M.: Insel Taschenbuch.

Eysenck, Hans J. (1964). *The Eysenck Personality Inventory*. London: Univ. London Press.

Fiegenbaum, Tuula (1987). Persönlichkeitsmerkmale von Langstreckenläufern. In Günther Bäumler & Johannes C. Brengelmann (Hrsg.), *Verhaltenstherapie und Verhaltensmodifikation im Sport* (S. 287–298). München: Röttger.

Folkins, Carlyle H.; Lynch, Steve & Gardner, M. Melvin (1972), Psychological Fitness as a Function of Physical Fitness. *Arch. Physic. Med. Rehab., 53*, 503–508.

Gabler, Hartmut & Kempf, Willi (1987). Psychologische Aspekte des Langstreckenlaufs. *Sportwiss., 17*, 171–183.

Galloway, Jeff (1986). *Richtig laufen mit Galloway*. Aachen: Meyer & Meyer.

Gillem, Angela R. (1984). The Effects of Running on the Response to Stress. *Diss. Abstr. Intern., 48* (4-B), 1284.

Glasser, William (1976). *Positive Addiction.* New York: Harper & Row.

Grant, Polly W. (1989). The Influence of Running on Women's Self-esteem and Attributional Style. *Diss. Abstr. Intern., 49* (12-A, Pt.1), 3897.

Greist, John H.; Klein, Marjorie H.; Eischens, Roger R.; Faris, John; Gurman, Alan S. & Morgan, William P. (1978). Running Through Your Mind. *J. Psychos. Res., 22,* 259–294.

Gruber, J. J. (1975). Exercise and Mental Performance. *Intern. J. Sport Psychol., 6,* 28–40.

Harper, Frederick D. (1984). Jogotherapy: Jogging as Psychotherapy. In Michael L. Sachs & Gary W. Buffone (Hrsg.), *Running as Therapy* (S. 83–92). Lincoln: Univ. Nebraska Press.

Harris, Mary B. (1981). Women Runners' View of Running. *Percep Mot Skills, 53* (2), 395–402.

Hirzel, Gerhard (1986). *Fitness für jeden – Mit Spaß und Freude zu mehr Bewegung* (IFT-Materialien 6). München: Röttger.

Hirzel, Gerhard & Schippers, Rolf (1985). *Mit leichten Schritten zur letzten Zigarette* (IFT-Materialien 3). München: Röttger.

Horne, Amy B. (1984). The Role of Running in Female Separation-Individuation. *Diss. Abstr. Intern., 44* (11-B), 3528.

Jerome, Wendy C. & Valliant, Paul M. (1983). Comparison of Personalities Between Marathon Runners and Cross-Country Skiers. *Percep Mot Skills, 56* (1), 35–38.

Jones, Richard D. & Weinhouse, Stephen (1979). Running as Self Therapy. *J. Sports Med., 19,* 397–404.

Karg, Diana; Bartmann, Ulrich & Fries, Jürgen (in Druck). Laufen mit lernbehinderten Kindern. In Ulrich Bartmann (Hrsg.), *Fortschritte in Lauftherapie, Band 2.* Tübingen: dgvt-Verlag.

Klawitter, Nils (2006). Ein Volk geht am Stock. In *Spiegel Spezial, Bewegung ist alles. Nr. 4,* S. 45.

Krämer, Walter & Kaehlbrandt, Roland (2007). *Die Ganzjahrestomate und anderes Plastikdeutsch.* München: Piper.

Krag, Werner (1981). Jogging. *Psychologie Heute, 8* (8), 35ff.

Kurz, Dietrich (1984). Leben Langläufer wirklich länger? In A. Weber (Hrsg.), *Gesundheit und Wohlbefinden durch Laufen* (S. 31–41). Paderborn: Junfermann.

Langer, Franz (in Druck). Laufen als Präventivmaßnahme gegen das „Burn-out-Syndrom" bei Lehrern. In Ulrich Bartmann (Hrsg.), *Fortschritte in Lauftherapie, Band 2.* Tübingen: dgvt-Verlag.

Laue, Ralf (2006). *Marathon kurios.* München: Bombus.

Lazarus, Arnold (1980). *Imagination in der Therapie und als Selbsthilfe.* München: Pfeiffer.

Lindner, Ulrich (2008). Ich laufe um mein Leben. Wie ich die Heilung meiner Depressionen erreichte. In Peter Lehmann (Hrsg.), *Psychopharmaka absetzen* (3., aktualisierte und erw. Aufl.) (S. 115–125). Berlin: Antipsychiatrieverlag.

Löbbert, Helga (1990). Laufen in der Schwangerschaft. *Spiridon, 16* (2), 18f.

Long, Bonita C. (1984). Aerobic Conditioning and Stress Inoculation. *Cognitive Ther. Res., 8* (5), 517–541.

Lutz, Rainer; Mark, Norbert; Bartmann, Ulrich; Hoch, Eva & Stark, F. Michael (1999). *Beiträge zur Euthymen Therapie*. Freiburg: Lambertus.

Lydiard, Arthur & Gilmour, Garth (2002). *Jogging mit Lydiard* (Originalausgabe 1983). Aachen: Meyer & Meyer.

Mainpost (2006). „Marathonkind" Budhia. *Mainpost, 101*, 03.05.2006.

Mainpost (2007). 350 Läufer müssen ins Krankenhaus. *Mainpost, 232*, 09.10.2007.

Martinek, Thomas J.; Cheffers, John T. F. & Zaichowsky, Leonard D. (1978). Physical Activity, Motor Development and Self-Concept. *Percep Mot Skills, 46*, 147–154.

Medizin.de (2005). *Motivation Sport zu treiben*. Verfügbar unter: www.medizin.de/gesundheit/data_images/low501-sport3.jpg (12.01.05).

Morgan, William P. (1974). Selected Psychological Considerations in Sport. *Res. Quart., 45*, 374–390.

Morgan, William P. (1979). Negative Addiction in Runners. *Physician Sports Med., 7* (2), 59–69.

Nitsch, Sylvia & Nitsch, Jürgen R. (1978). Psychotherapie und Sport. In Günther Bäumler, Erwin Hahn & Jürgen R. Nitsch (Hrsg.), *Aktuelle Probleme der Sportpsychologie* (S. 218–229). Schorndorf: Hofmann.

Oliver, James N. (1958). The Effect of Physical Conditioning Exercises and Activities on the Mental Characteristics of Educationally Sub-Normal Boys. *Brit. J. Educat. Psychiat., 28*, 155–165.

Paffenbarger, Ralph S., Hyde, Robert T., Wing, Alvin L. & Hsieh, Chung-Ch. (1986). Physical Activity, All-Cause Mortality, and Longevity of College Alumni. *New Engl. J. Med., 314*, 606.

Pramann, Ulrich (2001). *Kleine Philosophie der Passionen – Laufen* (3. Aufl.). München: dtv.

Rand, Catherine (1986). Moods and Degrees of Involvement in Running. *Diss. Abstr. Intern., 46* (7-B), 2466.

Reichel, H. S., Blum, B. & Seibert, W. (1988). *Spezialprogramm für Läufer, Gymnastik, Stretching, Krafttraining*. Oberhaching: Sportinform.

Reule, Britta (2000). *Literaturanalyse der neueren Erkenntnisse der Auswirkungen des Joggens auf Angst und Depressionen*, Diplomarbeit, Studiengang „Soziale Arbeit", FH Würzburg-Schweinfurt.

Reule, Britta & Bartmann, Ulrich (2002). Joggen zur Behandlung von Depressionen. *Forum Krankenhaussozialarbeit, 2*, 54–58.

Rommelmann, Frank & Hettinger, Theodor (1989). Leistungsfähigkeit und Trainingsgewohnheiten bei Teilnehmern sogenannter Lauftreffs. *Zeitschrift für Arbeitswissenschaft*, 43 (3), 136–140.

Rotter, J. B. (1975). Some Problems and Misconceptions Related to the Construct of Internal Versus External Control of Reinforcement. *J. Consult. Clin. Psychol., 43*, 56–67.

Rümmele, Edgar (1985). Zur Sexualität von Marathonläufern. *Leistungssport, 15* (5), 23–26.

Rümmele, Edgar (1987). Sportkarrieren von Marathonläufern. *Sportwiss., 17* (2), 184–200.

Runners World (1999). Der passende Laufschuh. *Runners World*, Dt. Ausgabe, 10, 30–51.

Schay, Peter; Petzold, Hilarion G.; Jakob-Krieger, Cornelia & Wagner, Martin (2004). Laufen streichelt die Seele – Lauftherapie mit Drogenabhängigen. *Integrative Therapie, 30* (1–2), 150–175.

Schieb, Christoph (2002). Super-Joggi – wie Kinder das Dauerlaufen lernen. *Haltung und Bewegung, 22* (4), 21–26.

Schlenker, Rolf & Wessinghage, Thomas (2004). *Von null auf 42*. Stuttgart: Hampp.

Schneider, H. K. (1989). Im „hinteren Feld". *Spiridon, 15* (2), 77f.

Schmitt, Ralf (2004). Das Laufprogramm „Gelassen läuft's mit Joggi Jog" – Beschreibung eines Laufprogramms am Sonderpädagogischen Förderzentrum Sulzbach-Rosenberg. *Behindertenpädagogik in Bayern, 47* (2), 91ff.

Schultz, Johannes H. (1932/1991). *Autogenes Training*. Stuttgart: Thieme.

Sonntag, Elisabeth & Bartmann, Ulrich (2007). Joggen mit Kindern – Auswirkungen auf das schulische Verhalten von Grundschülern. In Ulrich Bartmann (Hrsg.), *Fortschritte in Lauftherapie, Band 1* (S. 21–34). Tübingen: dgvt-Verlag.

Soyka, D. (1990). Einfluß von Jogging auf Migräneverlauf. *Der Schmerz, 4* (2), 109.

Spangenberg, Rolf (1990). Laufen keine Wundermedizin. *Spiridon, 16* (2), 22.

Springer, Elisabeth (2002). Lauftherapie mit hyperaktiven Kindern. *DLZ-Rundschau, 1*, 25–30.

Steffny, Herbert & Pramann, Ulrich (2000). *Perfektes Lauftraining*. München: Südwest.

Stoll, Oliver (1997). Endogene Opiate. „Runners High" und „Laufsucht" – Aufstieg und Niedergang eine „Mythos". *Leipziger Sportwiss. Beiträge, 28* (1), 102–121.

Stroth, Sannan; Hille, Katrin; Spitzer, Manfred & Reinhardt, Ralf (2008). Aerobic endurance exercise benefits memory an affect in young adults. *Neuropsychol. Rehab., 1*, 1–21.

Tonkon, Barry B. (1985). A Social Psychological Perspective on Aging Patterns in Male Runners and Non-Runners. *Diss. Abstr. Intern., 45* (12-A), 3591f.

Torsvall, Lars; Akerstedt, Torbjörn & Lindbeck, Göran (1984). Effects on Sleep Stages and EEG Power Density of Different Degrees of Exercise in Fit Subjects. *Eletroenceph. Clin. Neurophysiol., 57* (4), 347–353.

Valliant, Paul M. (1981). Personality and Injury in Competitive Runners. *Percep Mot Skills*, 53 (1), 251ff.

Vuori, Ilkka; Mäkäräinen, M. & Jääskeläinen, A. (1978). Sudden Death and Physical Activity. *Cardiology, 63*, 287–304.

Walker, J. M., Floyd, T., Fein, G., Cavness, C., Lualhati, R. & Feinberg, I. (1978). Effects of Exercise on Sleep. *Appl. Physiol., 44,* 949ff.

Weber, Alexander (1982). Lauf-Motive und Wirkungen. *Sportwiss., 12* (2), 174–184.

Weber, Alexander (1984a). Laufen als Behandlungsmethode – Eine experimentelle Untersuchung an Alkoholabhängigen in einer Klinik. *Suchtgefahren, 30,* 160–167.

Weber, Alexander (1984b). *Laufrezepte.* Bruchhausen-Vilsen: Volkssport.

Wessinghage, Ellen & Wessinghage, Thomas (1987). *Laufen.* München: BLV.

Whittingham, P. R. (2000). The relationship between running, body image and attitudes towards menopause in premenopausal women. *Dissert. Abstr. Intern., 61* (1-B), 580.

Wittchen, Hans-U.; Bullinger-Naber, Monika; Hand, Iver; Kasper, Siegfried; Katschnig, Heinz; Linden, Michael; Margraf, Jürgen; Möller, Hans-J.; Naber, Dieter; Pöldinger, Walter & van de Roemer, Adrianus (1994). *Ratgeber Angst.* Basel: Karger.

Yamanaka, Tadashige; Furuyana, Takeshi & Shibagaki, Masamitsu (1994). Use of Running Exercise for preschoolers with Mental Retardation as a Means of Improving Play or School Activity. *Percep Mot Skills, 78,* 571–578.

Young, R. John (1979). The Effect of Regular Exercise on Cognitive Functioning and Personality. *Brit. J. Sports Med., 13,* 110–117.

Young, R. John & Ismail, A. H. (1976). Personality Differences of Adult Men Before and After a Physical Fitness Programm. *Research Quart., 47* (3), 110–117.

Zentner, Rod W. (1982). Psychological Effects Of A Running Program. *Diss. Abstr. Intern.,* 42 (8-A), 3452.

Ziegler, Andrea (1999). *Die Einstellung der Studenten des Studiengangs Soziale Arbeit zu den Handlungsmethoden Sport und Körpertherapie.* Diplomarbeit, Studiengang „Soziale Arbeit", FH Würzburg-Schweinfurt.

Anhang 2 Namensverzeichnis

Anhang 3 Sachverzeichnis

Woche 13 - 15

20131399

13. Woche

Tag	
1	5L – 2G – 30L – 5G – 10L – 3G – 5L
2	5L – 2G – 35L – 5G – 10L – 3G – 5L

14. Woche

Tag	
1	5L – 2G – 35L – 5G – 10L – 3G – 5L
2	5L – 2G – 35L – 5G – 10L – 3G – 10L

15. Woche

Tag	
1	5L – 2G – 35L – 5G – 10L – 3G – 10L
2	5L – 2G – 40L – 5G – 10L – 3G – 5L

Woche 1 - 3

1. Woche

Tag	
1	2L – 3G – 2L – 3G – 2L – 3G 2L – 3G – 2L – 3G – 2L
2	2L – 3G – 2L – 3G – 2L – 3G – 2L – 3G 2L – 3G – 2L – 3G – 2L

2. Woche

Tag	
1	2L – 2G – 2L – 2G – 2L – 2G – 2L – 2G 2L – 2G – 2L – 2G – 2L
2	3L – 3G – 3L – 3G – 3L – 3G 3L – 3G – 3L

3. Woche

Tag	
1	3L – 3G – 3L – 3G – 3L – 3G 3L – 3G – 3L – 3G – 3L
2	3L – 2G – 3L – 2G – 3L – 2G – 3L – 2G 3L – 2G – 3L – 2G – 3L

Woche 7 - 9

7. Woche

Tag	
1	5L – 2G – 5L – 2G – 10L – 5G – 5L – 2G 5L – 2G – 5L – 2G – 5L
2	5L – 2G – 10L – 5G – 10L – 5G 5L – 2G – 5L – 2G – 5L

8. Woche

Tag	
1	5L – 2G – 10L – 5G – 10L – 5G 5L – 2G – 5L – 2G – 5L – 2G – 5L
2	5L – 2G – 15L – 5G – 10L – 5G 5L – 2G – 5L

9. Woche

Tag	
1	5L – 2G – 15L – 5G – 10L – 5G 5L – 2G – 5L – 2G – 5L
2	5L – 2G – 15L – 5G – 15L – 5G 5L – 2G – 5L

Woche 18 - 20

18. Woche

Tag	
1	5L – 2G – 45L – 5G – 10L – 3G – 5L
2	5L – 2G – 50L – 5G – 5L

19. Woche

Tag	
1	5L – 2G – 50L – 5G – 5L
2	5L – 2G – 50L – 5G – 10L

20. Woche

Tag	
1	5L – 2G – 50L – 5G – 10L
2	5L – 2G – 55L – 5G – 5L

Woche 4 - 6

4. Woche

Tag	
1	4L – 3G – 4L – 3G – 4L – 3G – 4L – 3G 4L – 3G – 4L
2	4L – 2G – 4L – 2G – 4L – 2G – 4L – 2G 4L – 2G – 4L – 2G – 4L

5. Woche

Tag	
1	5L – 3G – 5L – 3G – 5L – 3G 5L – 3G – 5L
2	5L – 3G – 5L – 3G – 5L – 3G 5L – 3G – 5L – 3G – 5L

6. Woche

Tag	
1	5L – 2G – 5L – 2G – 10L – 5G 5L – 2G – 5L
2	5L – 2G – 5L – 2G – 10L – 5G 5L – 2G – 5L – 2G – 5L

Woche 16 - 17

16. Woche

Tag	
1	5L – 2G – 40L – 5G – 10L – 3G – 5L
2	5L – 2G – 40L – 5G – 10L – 3G – 10L

17. Woche

Tag	
1	5L – 2G – 40L – 5G – 10L – 3G – 10L
2	5L – 2G – 45L – 5G – 10L – 3G – 5L

Woche 21 - 22

21. Woche

Tag	
1	5L – 2G – 55L – 5G – 5L
2	5L – 2G – 55L – 5G – 10L

22. Woche

Tag	
1	5L – 2G – 55L – 5G – 10L
2	5L – 2G – **60L** – 5G – 5L

Woche 10 - 12

10. Woche

Tag	
1	5L – 2G – 20L – 5G – 10L – 5G 5L – 2G – 5L
2	5L – 2G – 20L – 5G – 15L – 5G – 5L

11. Woche

Tag	
1	5L – 2G – 20L – 5G – 15L – 5G 5L – 2G – 5L
2	5L – 2G – 25L – 5G – 10L –5G – 5L

12. Woche

Tag	
1	5L – 2G – 25L – 5G – 10L – 5G 5L – 2G – 5L
2	5L – 2G – **30L** – 5G – 10L –5G – 5L

Anhang 5 Das Laufprotokoll zum Heraustrennen

.... **Woche vom:** **bis:**

Tag	Tageszeit	Laufzeit	km	Ort, besonderes	Gewicht / Puls
Mo					
Di					
Mi					
Do					
Fr					
Sa					
So					
	Wochen-summe				

.... **Woche vom:** **bis:**

Tag	Tageszeit	Laufzeit	km	Ort, besonderes	Gewicht / Puls
Mo					
Di					
Mi					
Do					
Fr					
Sa					
So					
	Wochen-summe				

.... **Woche vom:** **bis:**

Tag	Tageszeit	Laufzeit	km	Ort, besonderes	Gewicht / Puls
Mo					
Di					
Mi					
Do					
Fr					
Sa					
So					
	Wochen-summe				

.... **Woche vom:** **bis:**

Tag	Tageszeit	Laufzeit	km	Ort, besonderes	Gewicht / Puls
Mo					
Di					
Mi					
Do					
Fr					
Sa					
So					
	Wochen-summe				